Oliver Strompen

Thierry Vogt

Lara Aylin Cömert

Biochemie für Mediziner

Prüfungsfragen und Antworten für das Physikum

lehmanns media

2020

Bibliografische Informationen der Deutschen Nationalbibliothek:

Die Deutsche Nationalbibliothek verzeichnet diese Publikation in der deutschen Nationalbibliografie; detaillierte bibliografische Informationen sind im Internet unter: **<http://www.dnb.de>** abrufbar.

Strompen • Vogt • Cömert
Biochemie für Mediziner (2., korrigierte Auflage)

Helmholtzstraße 2-9 • 10587 Berlin
www.lehmanns.de

ISBN: 978-3-96543-038-9
Druck und Bindung: Totem • Inowrocław, • Polen

Vorwort

Das vorliegende Übungsbuch richtet sich an Medizinstudenten und Biowissenschaftler (Agrarwissenschaftler, Ernährungswissenschaftler, Biologen). Es beinhaltet einen beantworteten Fragenkatalog, der sich an der Äquivalenzprüfung für Mediziner der Universität Köln im Fach Biochemie orientiert. Die Fragen sind, entsprechend den Anforderungen der Prüfung, stichwortartig oder in wenigen Sätzen beantwortet. Zur Vertiefung des Stoffes sollten einschlägige Lehrbücher und Vorlesungsunterlagen verwendet werden. Der Fragenkatalog eignet sich besonders, um auf der Basis der gegebenen Kontrollfragen den Vorlesungsstoff im Fach Biochemie zu exzerpieren.

Köln, den 15.05.16 — Dr. Oliver Strompen und Thierry Vogt

Inhaltsverzeichnis

1 Wasser – Puffersysteme – Proteine....................9
2 Enzyme und Bioenergetik....................25
3 Aminosäuren....................35
4 Kohlenhydrate und Citratzyklus....................45
5 Lipide....................63
6 Atmungskette und Mitochondrien....................77
7 Nukleotide und Nukleinsäuren....................83
8 Replikation....................95
9 Transkription....................99
10 Translation....................103
11 Posttranslationale Modifikation....................107
12 Mutationen, Rekombination, Epigenetik....................109
13 Antibiotika, Zytostatika und Toxine....................115
14 Zellzyklus, Apoptose und Autophagie....................117
15 Proteintransport über Membranen....................119
16 Transport von Ionen und kleinen Molekülen....................121
17 Zellorganellen und Membranen....................123
18 Muskel, Motilität und Motorproteine....................125
19 Blut....................127
20 Lipoproteine....................139
21 Immunchemie....................141
22 Vitamine und Spurenelemente....................145
23 Praktikum....................147
24 Rechenübungen....................149

1 Wasser – Puffersysteme – Proteine

Eigenschaften von Wasser

1.1 Wie sind die Wassermoleküle im Eiskristall angeordnet ?

Ein Wassermolekül ist mit 4 weiteren Wassermolekülen über H-Brücken (Wasserstoffbrückenbindungen) tetraedrisch verknüpft.

1.2 Erklären Sie unter dem Aspekt intermolekularer Wechselwirkungen, warum Eis fest und Wasser flüssig ist.

Mit zunehmender Temperatur kommt es zu einer gesteigerten Beweglichkeit der Wassermoleküle. Dadurch werden die Wasserstoffbrückenbindungen ungeordneter und schließlich abgeschwächt.
[Exkurs zur „Anomalie des Wassers“: zunächst beobachtet man mit zunehmender Temperatur eine Dichtezunahme des Wassers. Bei 4°C ist die Dichte maximal. Erst bei höheren Temperaturen kommt es zur Verminderung der Dichte durch die zunehmende Beweglichkeit der Wassermoleküle. Der Grund für die sog. „Anomalie des Wassers“ ist die zunächst stärkere Annäherung der H_2O-Moleküle im Vergleich zur starren Anordnung im Eis. Dadurch können stabilere H-Brücken gebildet werden und die Dichte nimmt zunächst zu]

1.3 Erklären Sie auf struktureller Ebene den Dipolcharakter des Wassers.

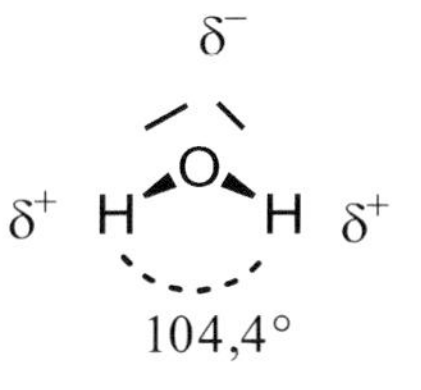

Elektronegativitätsdifferenz zwischen Sauerstoff und Wasserstoff (Δ EN = 1,3), gewinkelte Struktur des Wassermoleküls (104,5 °)

1.4 Beschreiben Sie den Aufbau einer Hydrathülle eines Na^+- bzw. Cl^--Ions.

Die Hydrathülle entsteht durch zentrosymmetrische Anordnung von Wassermolekülen um die Ionen. Bei Kationen (Na^+) erfolgt eine Wechselwirkung mit dem negativierten Sauerstoff des Wassermoleküls und bei Anionen (Cl^-) mit den positivierten Wasserstoffatomen.

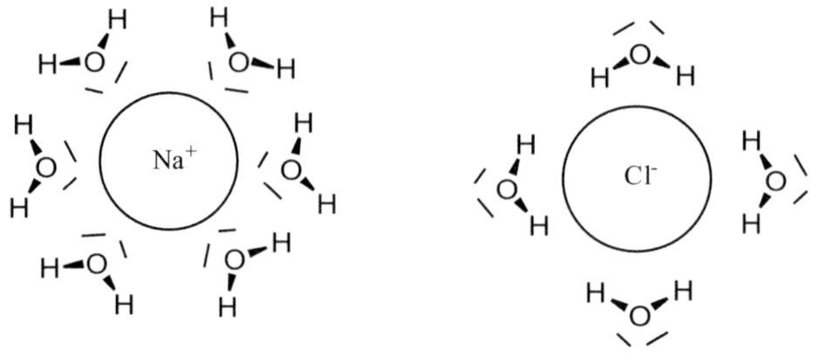

1.5 Beschreiben Sie mit dem MWG (Massenwirkungsgesetz) die Autoprotolyse des Wassers.

$H_2O + H_2O \leftrightarrows H_3O^+ + OH^-$; $K = [H_3O^+] \cdot [OH^-] \; / \; [H_2O]^2$
Das Gleichgewicht liegt auf der linken Seite, also auf der Seite der Edukte.

1.6 Definieren Sie das Ionenprodukt des Wassers.

Die Dissoziationskonstante für die Autoprotolyse des Wassers multipliziert mit der Wasserkonzentration (55,5 mol/l) ergibt das Ionenprodukt des Wassers.
Da die Autoprotolyse des Wassers gering ist, kann die Wasserkonzentration mit der Gleichgewichtskonzentration gleichgesetzt werden bzw. als konstant betrachtet werden.
Der Wert von K ist experimentell zu ermitteln und beträgt $1{,}8 \times 10^{-16}$.
Daraus ergibt sich das Ionenprodukt des Wassers:

$$K_W = K \cdot [H_2O]^2 = [H_3O+] \cdot [OH-] = 10^{-14} \text{ mol}^2/\text{l}^2$$

1.7 Skizzieren Sie ein Hydroniumion.

Ein Hydroniumion entsteht durch Protonierung von Wasser.

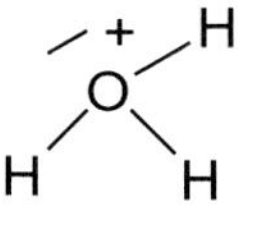

1.8 a) Wie entsteht eine Ionenbindung? b) Welchen Einfluss hat Wasser auf eine solche Bindung?

a) durch elektrostatische Anziehungskräfte zwischen unterschiedlich geladenen Ionen;
b) die ionische Wechselwirkung wird durch die Hydratisierung abgeschwächt

1.9 Wieso sind Wassermoleküle zur Ausbildung von Wasserstoffbrücken befähigt ?

- Existenz eines positivierten Wasserstoffs durch die Elektronegativitätsdifferenz zwischen Sauerstoff und Wasserstoff
- Existenz von freien Elektronenpaaren am Sauerstoffatom

1.10 Wieso eignet sich Wasser als Lösungsmittel für Ionen ?

- Dipolcharakter
- Fähigkeit zur Ausbildung von Hydrathüllen

Puffer, pH-Wert, Säuren und Basen

1.11 Definieren Sie die Dissoziationskonstante einer schwachen Säure.

$HA + H_2O \leftrightarrows A^- + H_3O^+$; $K_S = [H_3O^+] \cdot [A^-] \ / \ [HA]$

1.12 Wodurch zeichnet sich eine Pufferlösung aus ?

Es handelt sich um eine Lösung einer schwachen Säure und ihrer korrespondierenden Base, mit der Eigenschaft, bei nicht allzu großer Zugabe von Säuren und Basen, den pH-Wert weitgehend konstant zu halten.

1.13 Wie übt eine schwache Base/schwache Säure eine Pufferwirkung aus ? Verwenden Sie Reaktionsgleichungen.

Base: $A^- + H_3O^+ \rightarrow HA + H_2O$

Säure: $HA + OH^- \rightarrow A^- + H_2O$

1.14 Welche Bedeutung hat der pKs-Wert für die Pufferwirkung einer schwachen Säure ?

Die stärkste Pufferwirkung liegt vor , wenn pH = pKs gilt.

Die Pufferwirkung ist dann maximal, wenn die schwache Säure und ihre korrespondierende Base im äquimolaren Verhältnis vorliegen. Nach der Gleichung von Henderson-Hasselbalch erhält man für diesen Fall:

$pH = pKs + lg\ [Base]/[Säure] = pks + lg\ 1 = pKs$

1.15 Wie kann mit einer Titrationskurve die stärkste Pufferwirkung einer schwachen Säure ermittelt werden ?

pH = pKs

Dies ist der pH-Wert am Halbäquivalenzpunkt. Hier liegt die Säure und ihre korrespondierende Base im äquimolaren Verhältnis vor

1.16 Zeichnen Sie die Kurve für die Titration einer schwachen Säure (z.B. Essigsäure) mit NaOH. Markieren Sie den Bereich der stärksten Pufferwirkung.

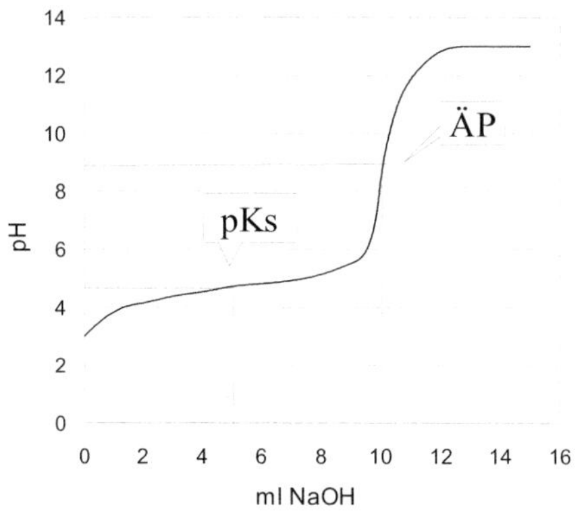

(ÄP = Äquivalenzpunkt)

In der Plateauphase der Titrationskurve ist eine Pufferwirkung zu beobachten, und zwar mit maximalem Effekt am Halbäquivalenzpunkt (pH = pKs).

1.17 a) Welche AS hat im physiologischen pH-Bereich die größte Pufferwirkung ? b) Skizzieren Sie die Aminosäure und markieren Sie die Stelle, über die eine Pufferung erfolgt ?

a) Histidin b) Imidazolring, Stickstoff (mit freiem Elektronenpaar!)

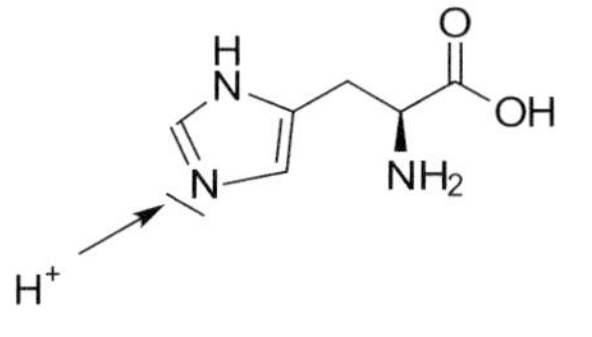

1.18 a)Welches ist das wichtigste physiologische Puffersystem ? b) Erläutern Sie die Pufferwirkung mit Hilfe von Reaktionsgleichungen.

a) Bicarbonat-Puffer

b) H^+-Überschuss: $HCO_3^- + H^+ \rightarrow H_2CO_3 \rightarrow CO_2 + H_2O$

OH^--Überschuss: $CO_2 + H_2O + OH^- \rightarrow HCO_3^- + H_2O$

1.19 Benennen Sie drei Puffersysteme des Blutes.

- Bikarbonat (65 % der gesamten Pufferkapazität)
- Hämoglobin
- Proteinat

1.20 a) Wie viele Protonen können bei der Glutaminsäure ausgehend von pH 1 maximal abdissoziieren ? b) Welche funktionellen Gruppen besitzt die Glutaminsäure ?

a) 3; b) zwei saure (Carboxyl), eine basische (Amino)

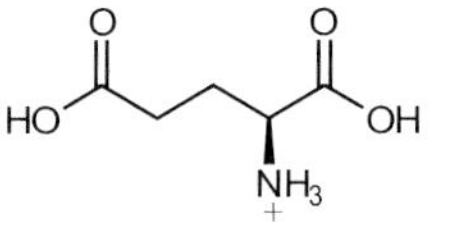

1.21 a) Welche funktionellen Gruppen besitzt die Asparaginsäure ? b) Wie sind diese Gruppen bei pH 1 und bei pH 11 geladen ?

a) 2 Carboxylgruppen, 1 Aminogruppe; b) pH 1: Carboxylgruppen ungeladen, Aminogruppe positiv; pH 11: Carboxylgruppen negativ, Aminogruppe ungeladen

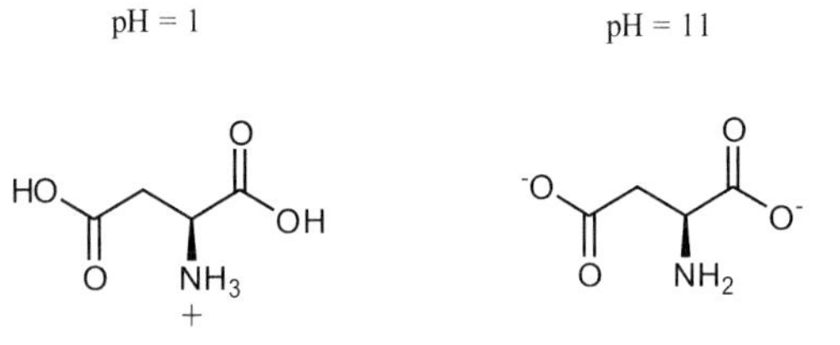

1.22 a) Welche Ladungen findet man bei der Asparaginsäure in Abhängigkeit vom pH-Wert ? b) Wie ist die Aminosäure beim IP (Isoelektrischer Punkt) geladen und in welchem pH-Bereich liegt der IP ?

a) einfach positiv, ungeladen, einfach negativ, 2-fach negativ b) Ladung: ± 0, pH=3

1.23 Was ist die molekulare Grundlage der Pufferwirkung des Hämoglobins ?

Hämoglobin ist für ca. 35 % der gesamten Pufferkapazität des Blutes verantwortlich. Die Pufferwirkung basiert auf dem hohen Histidinanteil. Der Imidazolrest des Histidins hat einen günstigen pKs-Wert (6,5), so dass eine gute Pufferwirkung beim physiologischen pH-Wert resultiert.

1.24 Warum sinkt der pH-Wert bei extremer körperlicher Aktivität ?

Produktion von Lactat

1.25 a) Für welche proteinogene AS erhält man die abgebildete Titrationskurve?
b) Zeichnen Sie die pKs-Werte, den pI-Wert und die Anzahl der verbrauchten Äquivalente NaOH ein.

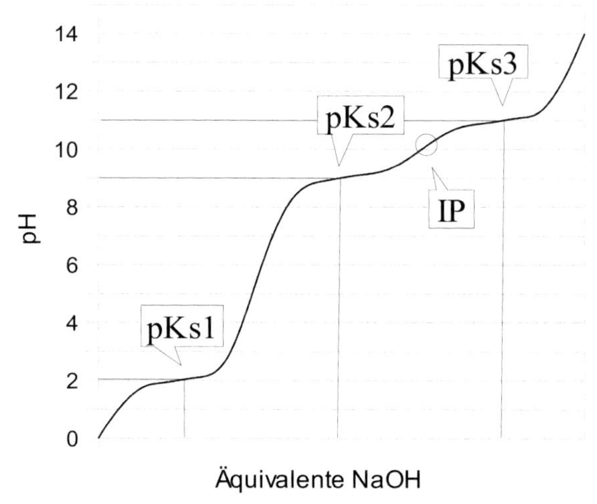

a) Lysin b) pKs1 = 2,18; pKs2 = 8,95; pKs3 =10,53 (Wendepunkte der Plateauphasen); Isoelektrischer Punkt (IP): pI-Wert = 9,74 (Mittelwert der pKs-Werte der basischen Gruppen = (8,95+10,53)/2)

1.26 Zeichnen Sie die Titrationskurve von Alanin. Beschriften Sie dabei die Achsen und benennen und markieren Sie die Parameter, die Sie aus dem Diagramm ablesen können.

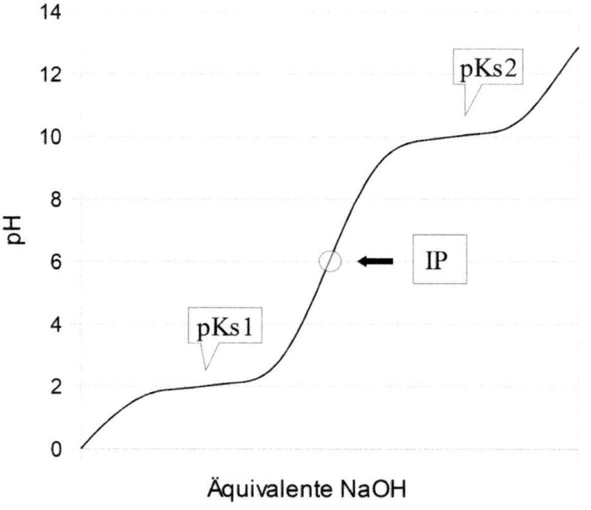

1.27 a) Wie ist der pH-Wert des Chymus im Magen und Dünndarm ? b) Welche Mechanismen sind ursächlich für das jeweilige pH-Milieu ? c) Wieso sind diese pH-Werte ernährungsphysiologisch bedeutsam ?

a) Magen: pH=2, Dünndarm: pH=7-8
b) Magen: HCl-Produktion; Dünndarm: hydrokinetische Funktion des Pankreas (Sekretion von Bicarbonat)
c) Die pH-Werte beeinflussen die Aktivität von Enzyme (Pepsin : pH-Optimum bei 2; Trypsin: pH-Optimum bei 7-8). Würden sich diese pH-Werte nicht einstellen, dann resultierte eine Maldigestion. Der niedrige pH-Wert im Magen hat ferner eine immunologische Schutzfunktion durch Abtötung von Mikroorganismen und er dient der Proteinverdauung, da Nahrungsproteine denaturiert werden, was den enzymatischen Abbau erleichtert.

1.28 a) Warum spaltet Trypsin nicht bei einem sauren pH-Wert, wie man ihn im Magen vorfindet ? b) Wo wirkt Trypsin ?

a) Trypsin hat sein pH-Optimum bei 7-8
b) Dünndarm (wird als Zymogen aus der Bauchspeicheldrüse abgegeben und im Dünndarm unter katalytischer Wirkung der Enteropeptidase des Bürstensaums aktiviert)

1.29 Bestimmen Sie die Zahl der Wasserstoffionen (H^+-Ionen) in einem Liter Wasser.

$N = 6{,}022 \cdot 10^{23}\ mol^{-1}$ (Zahl der Moleküle oder Atome pro Mol)

$[H_3O^+] = 10^{-7}$ mol/l; 10^{-7} mol/l $\cdot$ 6,022 $\cdot$ $10^{23}\ mol^{-1} = 6{,}022 \times 10^{16}$ /l

Theorie der Chemische Bindungen

1.30 Welche nicht-kovalenten Bindungstypen gibt es.

Wasserstoffbrückenbindungen, Van-der-Waals-Kräfte, Ionenbindungen

1.31 Zeichnen Sie die Wasserstoffbrücken zwischen zwei Carboxylgruppen.

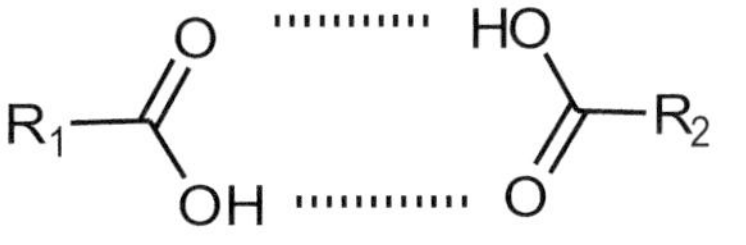

1.32 Zeichnen Sie die Wasserstoffbrücke zwischen einer Amidgruppe und einer Carbonylgruppe.

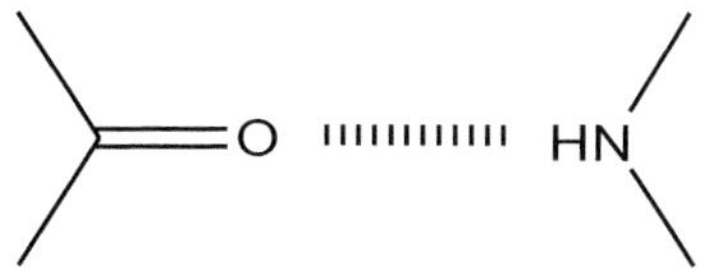

1.33 Welche elektronegativen Atome kommen häufig in biologischen Molekülen vor ?

Sauerstoff, Stickstoff

**1.34 a) Wie entstehen hydrophobe Wechselwirkungen zwischen Molekülen ?
b) Welche Moleküleigenschaften sind für solche Wechselwirkungen bedeutsam ?**

a) Van-der-Waals Kräfte: Bei eigentlich unpolaren Verbindungen finden kurzfristige Ladungsverschiebungen statt, so dass temporäre Dipole entstehen. Temporäre Dipole induzieren den Dipolcharakter bei anderen Verbindungen. Letztlich kommt es zur Wechselwirkung zwischen temporären und induzierten Dipolen.
b)

- Moleküle müssen unpolar sein (geringe Elektronegativitätsdifferenz der Atome in einem Molekül)
- Moleküle müssen sich annähern können (sterische Hinderung durch raumgreifende Gruppen verringert die van-der-Waals Kräfte)
- Je größer die Moleküle sind , desto stärker die Wechselwirkungen (bessere Polarisierbarkeit und bessere Wechselwirkung zwischen temporären und induzierten Dipolen)

1.35 Welche Atome kommen häufig in hydrophoben (apolaren) biologischen Molekülen vor ?

Kohlenstoff, Wasserstoff

1.36 a) Was versteht man unter einem asymmetrischen Kohlenstoff-Atom? b) In welcher Konfiguration liegen AS bzw. Monosaccharide physiologisch vor ?

a) asymmetrische C-Atome weisen vier verschiedene Substituenten auf
b) Aminosäuren: L-Form, Monosaccharide: D-Form

1.37 a) Welche chemische Bindung im ATP ist energiereich ? b) Zwischen welchen Atomen tritt sie auf ?

a) Phosphorsäureanhydridbindung b) Zwischen Phosphor und Sauerstoff

1.38 Welche Bindungstypen findet man bei den Phosphatgruppen im ATP Molekül ?

Phosphorsäureanhydridbindungen und Esterbindungen

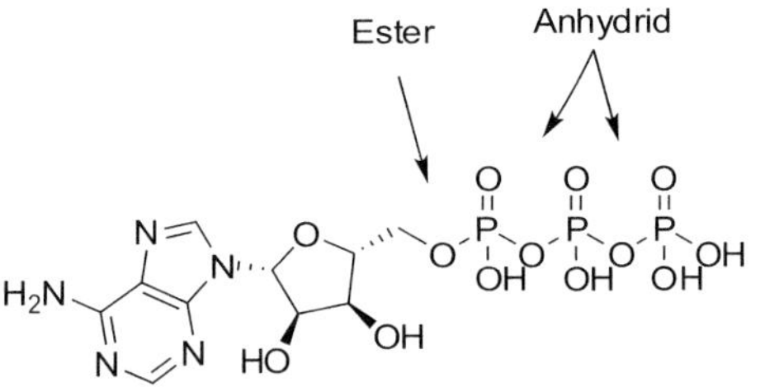

1.39 a) Zu welchen unterschiedlichen Substanzklassen gehören Glycerinaldehyd und Dihydroxyaceton ?
b) Wie kann man die beiden Verbindungen ineinander umwandeln ?

a) Dihydroxyaceton: Keton; Glycerinaldehyd: Aldehyd
b) durch Isomerisierung: Keto-Enol-Tautomerie (im alkalischen Milieu begünstigt)

1.40 Welche Art der Phosphatbindung findet man bei a) Glukose-6-phosphat, b) ATP und c) 1,3- Bisphosphoglycerat ?

a) Esterbindung
b) Phosphorsäureanhydridbindungen, Esterbindung
c) Säureanhydridbindung (gemischt), Esterbindung

Massenwirkungsgesetz

1.41 Was versteht man unter einem Fließgleichgewicht (steady state) ?

Werden Substanzen kontinuierlich in ein System eingeschleust und durch eine Folgereaktion in gleichem Maße wieder aus dem System entfernt, so bleibt die Menge der Substanz im System konstant. Man spricht dann von einem Fließgleichgewicht.

1.42 Wie verändert sich die Konzentration von A in der reversiblen Reaktion

$$A+B \leftrightarrows C+D,$$

wenn D aus dem Gleichgewicht entfernt wird.

Die Konzentration von A verringert sich (Prinzip von Le Chatelier). Die Gleichgewichtsreaktion läuft verstärkt in der Richtung ab, in der die aus dem System entfernte Substanz nachgebildet werden kann.

Proteine: Funktionen und chemische Struktur

1.43 Nennen Sie vier Funktionen von Proteinen.

Enzyme, Transport und Speicherung (Hämoglobin, Myoglobin), Gerichtete Bewegung (Aktin, Myosin), Immunsystem (Antikörper), Kolloidosmotischer Druck, Hormone

1.44 a) Nennen Sie drei Funktionen von Proteinen, deren Synthese am ER abläuft. b) Welche posttranslationalen Modifikationen finden bei der Synthese statt ?

a) Sekretorische Proteine (Hormone, Antikörper), Membranproteine, Lysosomenproteine;
b) Limitierte Proteolyse, Glykosylierung

1.45 Welche strukturelle Eigenschaft hat ein Sekretprotein ?

Adressierung von Sekretproteinen zum ER mittels Signalsequenz mit anschließender Glykosylierung im ER und Golgiapparat

1.46 Nennen Sie je zwei Proteine mit a) Transportfunktion und b) Hormonfunktion.

a) Hämoglobin, Albumin b) Insulin, Glukagon

1.47 a) Wo sind Mucine lokalisiert ? b) Wie sind Mucine chemisch aufgebaut ?

a) Auf der Oberfläche von Schleimhäuten b) Glykoproteine (Kohlenhydrate, Proteine)

1.48 a) Was versteht man unter homologen Proteinen ? b) Wie ist diese Homologie in der Evolution entstanden ?

a) Homologe Proteine stammen von einem gemeinsamen Vorläufer ab, so dass eine hohe AS-Sequenzübereinstimmung (> 30%) oder eine hohe Nukleotidsequenzübereinstimmung (>30%) ein Indikator für Homologie ist.
b) durch Genverdopplungen (Duplikationen) im Verlauf der Evolution

1.49 a) Zeichnen Sie eine Peptidbindung. b) Wie erfolgt deren Spaltung durch eine Protease ? c) Beschreiben Sie die säurekatalysierte Spaltung.

a)

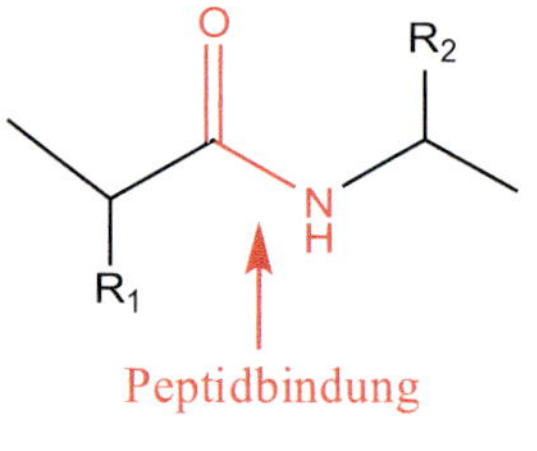

b) Serin-Proteasen (Trypsin, Chymotrypsin): Im aktiven Zentrum von Serinproteasen findet man die Aminosäuren Aspartat, Histidin und Serin, die eine katalytische Triade bilden. Der Imidazolrest des Histidins fungiert als Protonenakzeptor und erzeugt aus Serin eine nukleophile Verbindung, die die Peptidbindung durch Reaktion mit dem Car-

bonylkohlenstoff der Peptidbindung spaltet. Ein Peptidrest bleibt als Carbonsäureester am Serin gebunden und wird nachfolgend hydrolytisch abgetrennt, wobei Histidin erneut als Säure-Base-Katalysator fungiert.
c) Die Spaltung der Peptidbindung durch eine starke Säure basiert auf einen nukleophilen Angriff von Wasser am protonierten Amid des Peptids.

1.50 Wie kann in vitro eine Peptidbindung gespalten werden ?

Proteasen, Säuren

1.51 Zeichnen Sie ein Dipeptid bestehend aus zwei beliebigen Aminosäuren. Welche Bindungen sind nicht frei drehbar?

Die Peptidbindung ist wegen eines partiellen Doppelbindungscharakters nicht frei drehbar. Die Einfachbindungen, ausgehend vom α-C-Atome, sind hingegen um die Bindungsachse drehbar.

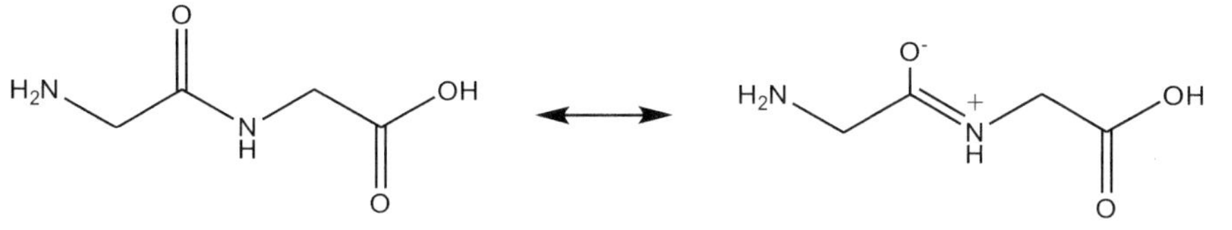

1.52 Zeichnen Sie eine Peptidbindung in Cis- und Trans-Konformation. Welche der beiden Konformationen ist physiologisch stabiler und häufiger ?

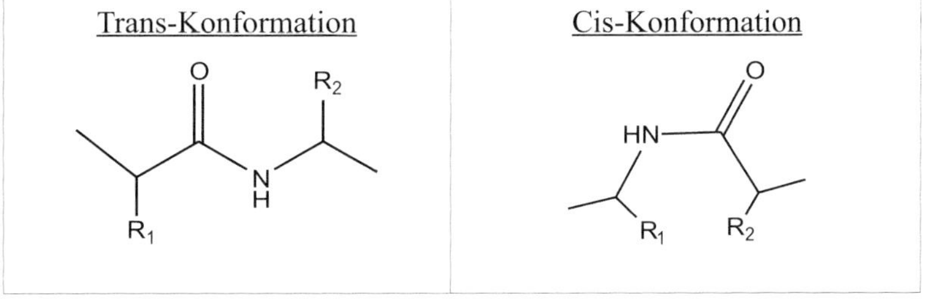

Die Trans-Konformation kommt aus sterischen Gründen im Körper häufiger vor. Die Aminosäurereste sind hier weiter voneinander entfernt.

1.53 a) Nennen Sie vier Sekundärstrukturen von Proteinen. b) Wie kann man die dreidimensionale Struktur eines Proteins bestimmen ?

a) α-Helix, β-Faltblatt (parallel, antiparallel), β-Schleife; b) Kristallstrukturanalyse; NM-R-Spektroskopie; durch die AS-Sequenz (falls die räumliche Struktur von Proteinen mit gleicher AS-Sequenz bekannt ist)

1.54 a) Welcher Bindungstyp ist entscheidend für die Ausbildung der Sekundärstruktur ? b) Wie verlaufen diese Bindungen in einer α-Helix ? c) Wie verlaufen diese Bindungen in einem β-Faltblatt ?

a) H-Brücken b) H-Brücke in der gleichen Peptidkette zwischen dem Carbonylsauerstoff der n-ten Aminosäure und dem Amidwasserstoff der (n+4)-ten Aminosäure c) H-Brücken zwischen zwei verschiedenen Peptidketten

1.55 a) Skizzieren Sie eine α-Helix mit den stabilisierenden H-Brücken. b) Zwischen welchen funktionellen Gruppen werden die Wasserstoffbrücken ausgebildet ?

a)

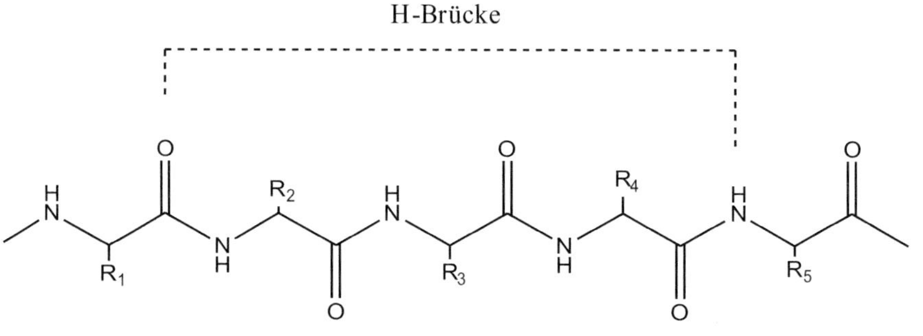

b) H-Brücken zwischen der Carbonylfunktion der n-ten Aminosäure und dem Amidwasserstoff der (n+4)-ten Aminosäure

1.56 a) Wie viele Aminosäuren pro Windung findet man in einer α-Helix ? b) Welche nicht kovalente Bindung stabilisiert die α-Helix ?

a) 3,6 AS pro Windung b) H-Brücken: Innerhalb der gleichen Peptidkette, zwischen der Carbonylfunktion der n-ten Aminosäure und dem Amidwasserstoff der (n+4)-ten Aminosäure

1.57 Welche Proteine besitzen amphiphatische α-Helices?

amphiphatische α-Helices : Ungleichverteilung von polaren und unpolaren Aminosäuren auf beiden Längshälften der α-Helix .

Amphiphatische α-Helices besitzen einen unpolaren Anteil , der ins Innere der Proteine ausgerichtet ist und einen polaren Anteil, der nach außen, zum wässrigen Milieu, ausgerichtet ist.
Vorkommen: globuläre Proteine wie Myoglobin, Hämoglobin

1.58 Skizzieren Sie die Wasserstoffbrücken in einem β-Faltblatt. b) Wie können diese H-Brücken aufgebrochen werden ?

antiparalleles β-Faltblatt	paralleles β-Faltblatt
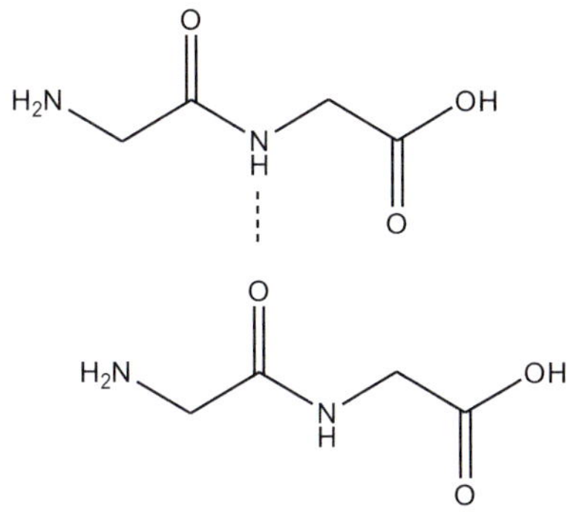	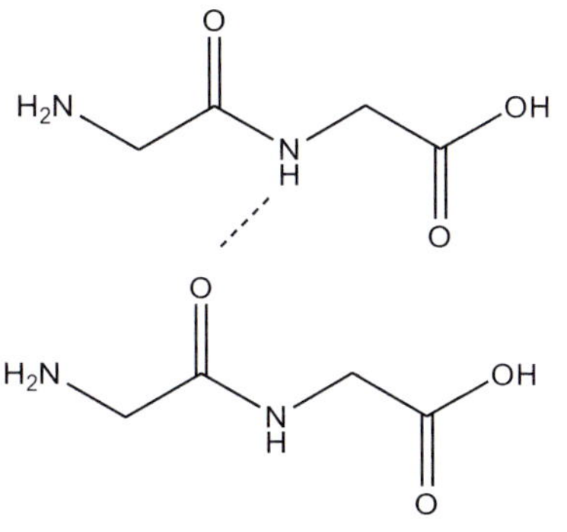

b) durch Denaturierung: Säure, Hitze, Harnstoff, mechanische Scherkräfte

1.59 Welche AS kann sich nicht an einer α-Helix beteiligen ?

Prolin: Prolin fungiert als Helixbrecher, da der α-Aminostickstoff zum cyclischen System gehört (Prolin ist eine Iminosäure). Nach Ausbildung einer Peptidbindung besitzt der Stickstoff kein Wasserstoffatom mehr, welches die Grundlage für die Stabilisierung der α-Helix über H-Brücken ist.

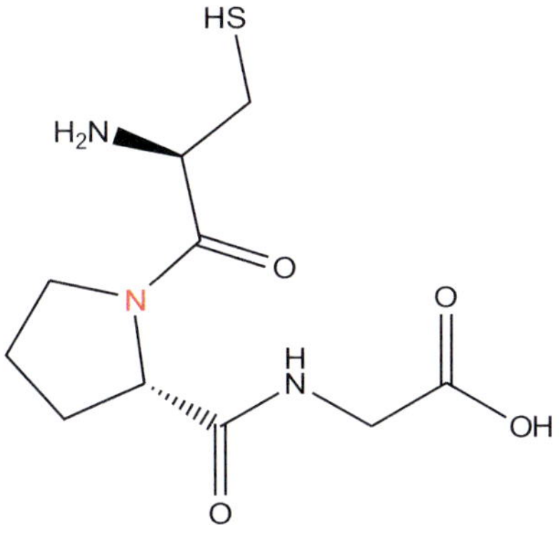

Cysteinylprolylglycin

1.60 Zwischen welchen Komponenten einer Proteinkette können Wasserstoffbrücken gebildet werden ?

- Zwischen Atomen der Peptidbindung
- Zwischen Atomen der Peptidbindung und Atomen der Seitenketten
- Zwischen Atomen von zwei Seitenketten

1.61 Wie ist die Quartärstruktur eines Proteins definiert ?

Proteine mit mehreren Untereinheiten bilden Quartärstrukturen, wobei sich diese Untereinheiten, nicht kovalent, zu einer größeren funktionellen Einheit vereinigen (Beispiele: Hämoglobin, Proteinkinase-A, Phosphofruktokinase-1).

1.62 Welchen Einfluss hat die Primärstruktur eines Proteins auf seine dreidimensionale Struktur und Funktion ?

- ähnliche dreidimensionale Struktur
- ähnliche Funktion

1.63 a) Wie können Proteine denaturiert werden ? b) Wieso ist die Denaturierung wichtig für die Proteinverdauung ?

a) Harnstoff (H-Brückenbrecher) in Kombination mit β-Mercaptoethanol
b) Die Magensalzsäure wirkt denaturierend und vergrößert die Oberfläche der Proteine. Dadurch wird der proteolytische Abbau der Proteine erleichtert.

1.64 Warum sollte bei der Denaturierung eines Proteins ein Reduktionsmittel eingesetzt werden ?

Reduktionsmittel, wie β-Mercaptoethanol, verhindern die erneute Ausbildung von Disulfidbrücken, indem sie die Sulfhydrylform stabilisieren.

1.65 Definieren Sie die Begrifflichkeit „Renaturierung eines Proteins" ?

Nach der Entfernung des Denaturierungsmittels nimmt das Protein wieder die native Konformation an.

1.66 Wieso ist die Renaturierung eines denaturierten Proteins nicht immer erfolgreich ?

Die native Konformation wird nicht zurückgebildet, da Disulfidbrücken an falschen Stellen entstehen können.

1.67 Beschreiben Sie die Verdauungsvorgänge, die bei Proteinen vom Mund bis zum Darm ablaufen.

Magen: Die Magensalzsäure (HCl) denaturiert Proteine und aktiviert Pepsinogen zu Pepsin. Pepsin ist eine Endoprotease und spaltet Nahrungsproteine zu Oligopeptiden.
Dünndarm: Die nächste Stufe des proteolytischen Abbaus erfolgt durch Proteasen der Bauchspeicheldrüse (Trypsin, Chymotrypsin, Elastase, Carboxypeptidase A/B). Sie werden als Zymogene bereitgestellt und im Dünndarm aktiviert. Dabei wird zunächst Trypsinogen durch die Enteropeptidase des Dünndarmbürstensaums mittels limitierter Proteolyse zu Trypsin umgewandelt. Trypsin aktiviert alle anderen Zymogene.
Durch diesen proteolytischen Abbau im Dünndarm entstehen Oligopeptide, Dipeptide und freie Aminosäuren.
Durch Dipeptidasen des Bürstensaums entstehen freie Aminosäuren, die in einem sekundär aktiven Symport mit Natrium resorbiert werden.

1.68 a) Wo und in welcher Form wird die Protease Trypsin bereitgestellt ? b) Welche Vorgänge sind für die Aktivierung dieser Protease wichtig ?

a) Trypsinogen (Pankreas) b) durch die Enteropeptidase im Dünndarm; nach dem Prinzip der limitierten Proteolyse

1.69 Nennen Sie Beispiele für Proteasen, die am Verdauungsprozess beteiligt sind.

Pepsin, Chymotrypsin, Trypsin

1.70 Nennen Sie Funktionen der Salzsäure im Magen.

Aktivierung von Pepsinogen und Pepsin, Denaturierung der Nahrungsproteine (bessere Angreifbarkeit durch Pepsin), Abtötung von Mikroorganismen

1.71 Erläutern Sie die Pathogenese von Ödemen infolge einer Proteinmangelernährung?

Durch den Proteinmangel sinkt der kolloidosmotische Druck. Dadurch steigt der effektive Filtrationsdruck in den Austauschgefäßen.

1.72 Erläutern Sie kurz das Prinzip der Dialyse bei Nierenerkrankungen.

Dialyse (Filtration mit Hilfe einer semipermeablen Membran): Im Dialysat verwendet man eine Zusammensetzung, bei der die Elektrolyte und sonstige nicht zu trennende niedermolekulare Verbindungen in gleicher Konzentration wie im Blut vorkommen. Die Abfallprodukte kommen im Dialysat nicht vor, so dass, osmotisch bedingt, eine Abtrennung aus dem Blut erzeugt werden kann.

1.73 Erläutern Sie die Pathogenese der Bauchwassersucht (Aszites) bei Alkoholikern?

- Portale Hypertension (Fettleber → Leberzhirrose → hydrostatischer Druck steigt→ Abfiltration von Wasser)
- Die Proteinsynthese ist durch die gestörte Leberfunktion vermindert. Dadurch sinkt der kolloidosmotische Druck in den Gefäßen mit einer Begünstigung der Abfiltration ins Gewebe.

1.74 Mit welchen Methoden könnte die erbliche Muskeldystrophie vom Typ Duchenne diagnostiziert werden ?

Anamnese und klinische Untersuchung, Elektromyographie, Muskelbiopsie, Immunhistologie, Molekulargenetik; Urin: Kreatin erhöht; Serum: LDH, Transaminase, CK und CK-MM sind stark erhöht

Kollagen und Keratin

1.75 Welche posttranslationale Modifikationen findet man beim Kollagen ?

Hydroxylierung, Glykosylierung, limitierte Proteolyse

1.76 An welchen Aminosäuren finden die posttranslationalen Modifikationen des Kollagens statt ?

Prolin: hydroxyliert
Lysin: hydroxyliert und glykosyliert

1.77 Erläutern Sie den Aufbau einer Kollagenfibrille ?

Kollagenfibrillen bestehen aus Kollagenmolekülen, die die charakteristische Form einer Tripelhelix aufweisen. Da die Kollagenmoleküle versetzt gegeneinander angeordnet sind, resultiert bei elektronenmikroskopischen Aufnahmen eine typische Querstreifung.

1.78 a) Welche AS kommt im Kollagen besonders häufig vor ? b) Welche AS werden hydroxyliert ? c) Welches Vitamin ist für die Hydroxylierung essentiell ?

a) Glycin b) Lysin, Prolin c) Ascorbinsäure (Vitamin C)

1.79 Welche Krankheit kann durch einen Ascorbinsäure-Mangel hervorgerufen werden?

Skorbut

1.80 Osteogenesis imperfekta ist eine Erkrankung des Kollagenstoffwechsels. Erläutern Sie die Pathogenese.

Durch Mutationen wird Prokallagen-Typ-1 nicht mehr gebildet. Es resultiert eine verminderte Kollagensynthese mit erhöhter Brüchigkeit der Knochen.

1.81 a) Welches Strukturprotein findet man in Haaren ? b) Welche Sekundärstruktur ist bei diesem Protein typisch ?

a) Keratin b) α-Helix

Zellulärer Abbau von Proteinen

1.82 Was ist ein Proteasom ? Nennen sie zwei Unterschiede zu einem Lysosom.

Proteasom: Das Proteasom ist eine Protease, die mit Ubiquitin markierte cytosolische und nukleäre Proteine abbaut.
Lysosom: Lysosomen sind Zellorganellen mit zahlreichen Hydrolasen für den Abbau von Proteinen, Kohlenhydraten, Nukleinsäuren und Lipiden. Im Gegensatz zu Proteasomen können auch durch Endozytose aufgenommene exogenen Proteine und Membranproteine abgebaut werden. Die lysosomalen Hydrolasen haben ein pH-Optimum im sauren Bereich.

1.83 a) Welcher Stoffklasse gehört Ubiquitin an ? b) Was ist seine Funktion ? c) Erläutern Sie die Prozessierung von Proteinen, die polyubiquitinyliert werden ?

a) Proteine b) Markierung abzubauender Proteine c) sie werden proteasomal abgebaut

2 Enzyme und Bioenergetik

Aufbau von Enzymen und Katalysemechanismus

2.1 a) Wie heißt der Proteinanteil eines Enzyms? b) Welche weiteren nicht-proteinogenen Anteile muss ein Enzym noch haben kann ?

a) Apoenzym b) Cofaktoren (1. Coenzyme: Cosubstrate, prosthetische Gruppen; 2. Metallionen)

2.2 Welche intermolekularen Wechselwirkungen sind bei der Substraterkennung durch ein Enzym wichtig ?

Nicht-kovalente Wechselwirkungen: Ionenbindungen, Wasserstoffbrücken, Van-der-Waals-Kräfte, hydrophobe Wechselwirkungen

2.3 Stellen Sie den Einfluss eines Enzyms auf die Aktivierungsenergie (AE) einer Reaktion graphisch dar.

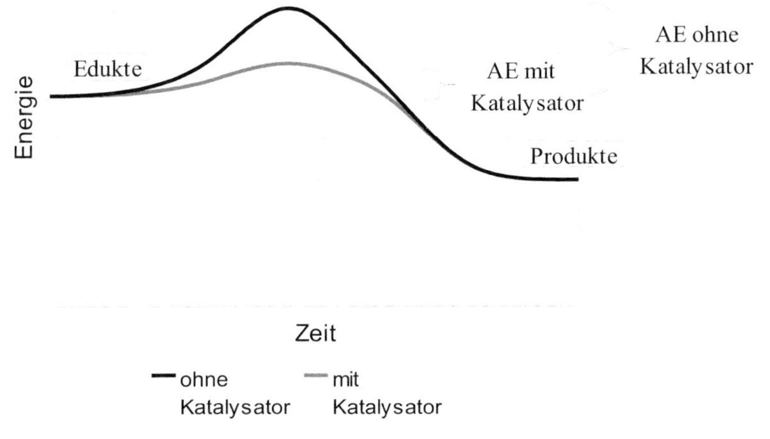

2.4 Beurteilen Sie folgende Aussage: „Durch Senkung der Aktivierungsenergie einer Reaktion verändern Enzyme die Gleichgewichtskonstante dieser Reaktion."

Die Aussage ist falsch: Enzyme haben keine Auswirkung auf die Gleichgewichtskonstante bzw. freie Enthalpie. Sie beschleunigen die Einstellung des Gleichgewichts durch Absenkung der Aktivierungsenergie.

2.5 Welche Enzyme des Körpers haben ein pH-Optimum im sauren Bereich ?

Pepsin; lysosomale Hydrolasen

2.6 Wie wird durch einen Mangel an Bicarbonat im Pankreassaft die Verdauung beeinflusst ?

Bicarbonat hat die Aufgabe das pH-Optimum (pH = 7- 8) für die im Dünndarm wirksamen Enzyme herzustellen. Es ist für die Neutralisierung des sauren Chymus aus dem Magen wichtig. Wenn Bicarbonat fehlt, ist der enzymatische Abbau im Darm gestört. Es resultiert eine Maldigestion.

2.7 Wie beeinflusst eine Anazidität im Magen die Pepsinaktivität ?

HCL aktiviert Pepsinogen zu Pepsin, bei einem Mangel an Salzsäure wäre der proteolytische Abbau über Pepsin im Magen gestört.

2.8 Wodurch kommt die toxische Wirkung des Methanols zustande ?

Methanol wird durch die Alkoholdehydrogenase zu toxischem Formaldehyd metabolisiert. Formaldehyd wird ferner zur Ameisensäure oxidiert, wodurch eine Azidose resultiert.

2.9 Wie wird Ethanol metabolisiert ?

Oxidation durch die Alkohol-DHG der Leber zu Acetaldehyd und Acetat

2.10 Cathepsin D ist eine Aspartyl-Proteasen. a) Erläutern Sie diese Klassifizierung. b) Nennen Sie den Bildungsort und den Wirkort dieser Protease.

a) Im aktiven Zentrum befindet sich Aspartat (bringt H_2O in die richtige Position vor der Hydrolyse) b) lysosomale Endoprotease; Synthese am rauen ER und im Golgi-Apparat

2.11 Welche Stoffklasse kann neben den Proteinen enzymatische Aktivität besitzen?

Nukleinsäuren:
Derartige Katalysatoren nennt man Ribozyme (z.B.: Peptidyltransferase, RNAse P). Sie enthalten auch Proteinkomponenten.

2.12 Wie unterscheiden sich Enzyme von chemischen Katalysatoren.

Für Enzyme gilt:

1. Höhere katalytische Aktivität
2. Mildere Reaktionsbedingungen
3. Substratspezifität
4. Regulierbarkeit

2.13 Nennen Sie ein Beispiel für einen Multienzymkomplex.

Fettsäuresynthase

Michaelis-Menten-Kinetik

2.14 Wie kann die Michaelis-Menten-Gleichung bei folgenden Reaktionsbedingungen vereinfacht werden ?

> **a) Substratkonzentration ist viel kleiner als K_m:**
> **b) Substratkonzentration ist gleich K_m**
> **c) Substratkonzentration ist viel größer als K_m**

a) linearer Zusammenhang zwischen Substratkonzentration und Geschwindigkeit
b) es liegt die halbmaximale Geschwindigkeit vor
c) es liegt Maximalgeschwindigkeit vor

2.15 Wie verändert sich die Reaktionsgeschwindigkeit bei Substratüberschuss, wenn die Enzymmenge halbiert wird ?

Die Reaktionsgeschwindigkeit halbiert sich.

2.16 Kinetische Untersuchungen von zwei voneinander unabhängigen enzymkatalysierten Reaktionen ergeben für das Enzym A einen K_m-Wert von 1 µM und für das Enzym B einen K_m-Wert von 10 µM.

a) Bei welcher Reaktion wird mit zunehmender Substratkonzentration zuerst die halbmaximale Geschwindigkeit erreicht ?

b) Beurteile folgende Aussage: „K_m ist ein Maß für die absolute Reaktionsgeschwindigkeit“.

c) Wie kann man die Reaktionsgeschwindigkeit bei Substratsättigung erhöhen ?

a) Die Reaktion, die durch das Enzym A katalysiert wird (geringerer K_m Wert)
b) Nein: Der K_m-Wert ist ein Maß für die Affinität zwischen Enzym und Substrat, da er die Substratkonzentration bei halbmaximaler Geschwindigkeit ist.
c) durch Erhöhung der Enzymmenge

2.17 Wieso kann die cytoplasmatische Aldehyd-Dehydrogenase-Isoform einen Mangel der mitochondrialen Form nicht ausgleichen ?

Der K_M-Wert ist zu hoch: Die cytoplasmatische Isoform ist erst bei hohen Aldehydkonzentrationen wirksam.

2.18 Was versteht man unter Isoenzymen ? Erläutern Sie dies anhand der Hexokinase und Glukokinase.

Isoenzyme katalysieren dieselbe Reaktion. Sie unterscheiden sich allerdings hinsichtlich der Primärstruktur, dem Vorkommen im Gewebe, dem K_M-Wert, der Reaktionskinetik, der Regulation und Substratspezifität.

Hexokinase und Glukokinase katalysieren die Phosphorylierung von Glucose zu Glucose-6-Phosphat. Die Unterschiede dieser Isoenzyme sind in folgender Tabelle zusammengefasst:

	Hexokinase	Glukokinase
Vorkommen	ubiquitär, außer in Hepatozyten und ß-Zellen des Pankreas	nur in Hepatozyten und ß-Zellen des Pankreas
K_M-Wert	0,1 mM	10 mM
Substratspezifität	Hexosen (Glukose, Fruktose etc.)	nur Glukose
Regulation	Endprodukthemmung durch Glc-6-Phosphat	Hemmung durch andere Zucker (z.B.: N-Acetylglucosamin)

Kompetitive und nicht-kompetitive Inhibition

2.19 a) Beschreiben Sie die Veränderungen von v_{max} und K_m bei kompetitiver Hemmung und nicht-kompetitiver Hemmung. b) Was versteht man unter reversibler bzw. irreversibler Hemmung ?

a) kompetitive Hemmung: v_{max} bleibt gleich, K_M wird größer; nicht-kompetitive-Hemmung: v_{max} verringert sich, K_m bleibt gleich

b) irreversible Hemmung: Kovalente irreversible Bindung des Inhibitors im aktiven Zentrum des Enzyms; Reversible Hemmung: Inhibitor kann sich wieder vom Enzym lösen

2.20 Wo greifen kompetitive und nicht-kompetitive Inhibitoren am Enzym an.

kompetitiver Inhibitor: innerhalb des aktiven Zentrums des Enzyms; nicht-kompetitiver Inhibitor: außerhalb des aktiven Zentrums des Enzyms

2.21 Abgebildet ist das Lineweaver-Burk-Diagramm einer enzymatischen Reaktion in Abwesenheit und Anwesenheit eines Inhibitors.
a) Benennen sie die Schnittpunkte mit den Koordinatenachsen.
b) Welcher Inhibitor wurde getestet?
c) Kann V_{max} bei Erhöhung der Substratkonzentration realisiert werden?

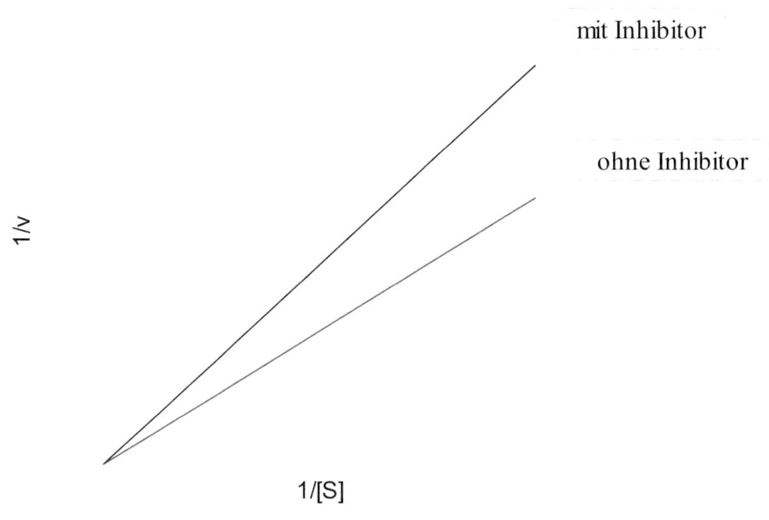

a) Schnittpunkt mit der Y-Achse: $1/v_{max}$; Schnittpunkt mit der X-Achse: $-1/K_m$
b) nicht -kompetitiver Inhibitor (v_{max} verringert sich, K_m bleibt gleich)
c) Nein: Durch den nicht-kompetitiven Inhibitor wird ein Teil der Enzymmenge für die Substratbindung inaktiviert.

Allosterische Enzyme

2.22 In multimeren Enzymen wird die Substratbindung begünstigt, wenn schon andere Substratmolekül an das Enzym angelagert wurden. Wie nennt man diesen Effekt ?

Kooperativität

2.23 Wie unterscheiden sich allosterische Enzyme von solchen, die einer einfachen Michaelis-Menten-Kinetik folgen ?

Michaelis-Menten Kinetik: Monomerer Aufbau des Enzyms ; Hyperbolischer Verlauf des funktionalen Zusammenhangs zwischen Substratkonzentration und Reaktionsgeschwindigkeit: $v = \frac{v_{max} \cdot [S]}{K_m + [S]}$

Allosterisches Enzym: Multimerer Aufbau des Enzyms; Sigmoidaler funktionaler Zusammenhang zwischen Substratkonzentration und Reaktionsgeschwindigkeit durch Kooperativität

2.24 Beurteilen Sie folgende Aussage: „Ein allosterischer Effektor greift am aktiven Zentrum eines Enzym an".

Falsch: Ein allosterischer Effektor greift außerhalb des aktiven Zentrums an und stabilisiert die T(tense)- oder R(relaxed)-Form des Enzyms. Positive Effektoren stabilisieren die R-Form und negative Effektoren die T-Form.

Sonstige Mechanismen der Regulation der Enzymaktivität

2.25 Nennen Sie Möglichkeiten der Alteration der Enzymaktivität.

- Enzyminduktion: Steigerung der Enzymmenge durch Wirkung am genetischen Apparat (z.B.: Insulin als Induktor der Glykolyseenzyme)
- Interkonversion: Reversible Phosphorylierung (z.B. Glykogen-Phosphorylase)
- Allosterische Regulation
- Gesteigerter Abbau, gesteigerte Proteolyse

2.26 Welche posttranslationalen Modifikationen aktivieren Enzyme ?

Phosphorylierung (bei der Glykogen-Phosphorylase); limitierte Proteolyse (bei Serinproteasen)

2.27 Wodurch unterscheidet sich ein Inaktivator von einem Inhibitor eines Enzyms ?

Inaktivator: kovalente Bindung mit dem Enzym; inaktiviert das Enzym irreversibel
Inhibitor: reversible Hemmung eines Enzyms

2.28 a) Wie erfolgt die Inhibition der Cyclooxygenase durch die Acetylsalicylsäure ?
b) Nennen Sie das Substrat des Enzyms.

a) Irreversible Inaktivierung (Acetylierung eines Serin-Restes in Position 530 im aktiven Zentrum); b) Arachidonsäure

Enzymklassen

2.29 Ordnen Sie die folgenden Enzyme der Enzymklasse zu.

a) Alkoholdehydrogenase: Oxidoreduktasen

b) Hexokinase: Transferase

c) Phosphoglyceratmutase: Isomerase

2.30 Erläutern Sie den prinzipiellen Ablauf einer Dehydrogenase-Reaktion.

Oxidoreduktasen sind Enzyme, die Redoxreaktionen katalysieren. Ein Reaktionspartner wird oxidiert und der andere Reaktionspartner wird reduziert.

$$\underline{Ox} + \text{Red} \rightarrow \underline{Red} + \text{Ox}$$

2.31 Welche Reaktion wird von einer Isomerase katalysiert ? Nennen Sie ein Beispiel.

Isomerasen katalysieren die Umwandlung einer Verbindung in eine isomere Struktur, also in eine Verbindung, die die gleiche Summenformel besitzt aber strukturell unterschiedlich ist. Häufig handelt es sich um intramolekulare Gruppentransfers (z.B.: Glucose-6-phosphat-Isomerase).

2.32 a) Welche Zellorganellen enthalten saure Hydrolasen ? b) Welche Stoffklassen werden in diesen Organellen hydrolysiert ?

a) Lysosomen b) Kohlenhydrate, Lipide, Proteine, Nukleinsäuren

2.33 Nennen Sie Hydrolasen des Gastrointestinaltraktes.

α-Amylase, Lipase, Trypsin, Phospholipase

Coenzyme

2.34 a) Aus welchen Komponenten besteht ein Holoenzym ? b) Nennen Sie zwei Coenzyme.

a) Apoenzym und Cofaktor b) NADH+ H^+, $FADH_2$ (Redoxreaktionen); PALP (Pyridoxalphosphat) beteiligt an Transaminierungen

2.35 Erläutern Sie das Prinzip des „Optischen Tests“ unter Berücksichtigung der Eigenschaften der Coenzyme NAD^+ und $NADP^+$.

Bei NAD^+ und $NADP^+$ wird ausgenutzt, dass die reduzierte Form der beiden Coenzyme im Gegensatz zur oxidierten Form ein Absorptionsmaximum bei 340 nm besitzt. Dies kann beim sog. „Optischen Tests“ genutzt werden, bei dem quantitative Analysen durch photometrische Bestimmung von NADH+H^+ und NADPH+H^+ durchgeführt werden können.

2.36 Welche Gemeinsamkeiten im chemischen Aufbau haben die Coenzyme NAD^+, $FADH_2$ und Coenzym A ?

Sie enthalten alle Nukleotide (Adenosin + Ribose + Phosphat).

2.37 Was sind die funktionellen Unterschiede von NAD^+ und FAD einerseits und $NADP^+$ andererseits ?

$NADP^+$ wird für anabole Prozesse verwendet (z. B. für reduktive Biosynthesen, wie die Fettsäurensynthese und Cholesterinsynthese).

NAD^+ und FAD werden für katabole Prozesse verwendet (Redoxäquivalente, deren reduzierte Formen der ATP-Gewinnung in der Atmungskette dienen).

2.38 Bei der Umwandlung von Glycerinaldehyd-3-phosphat zu 1,3-Bisphosphoglycerat entsteht $NADH+H^+$. a) Wie kann NAD^+ regeneriert werden ? b) Welcher Molekülteil des NAD^+ ist am Redoxprozess beteiligt ?

a) Atmungskette, Laktat-Dehydrogenase-Reaktion b) Nicotinsäureamid

2.39 Welche Bedeutung hat NAD^+ beim Übergang zum anaeroben Stoffwechsel ?

NAD^+ wird in der Glycerinaldehyd-3-Phosphat-Dehydrogenase Reaktion der Glykolyse benötigt und muss unter anaeroben Bedingungen in der Lactat-Dehydrogenase-Reaktion wieder regeneriert werden.

2.40 In welchen Enzymen kommen die folgenden Cofaktoren vor? Nennen Sie Beispiele:

a) Pyridoxalphosphat ; b) Biotin; c) Liponsäureamid

a) Alanintransaminase (ALT); b) Pyruvat-Carboxylase; c) Pyruvatdehydrogenase

Bioenergetik

2.41 Wie beeinflusst die freie Enthalpie den Verlauf einer Reaktion ?

Die freie Enthalpie oder freie Energie ist die Energie, mit der Arbeit geleistet werden kann. Sie gibt Auskunft über die Triebkraft einer Reaktion. Falls der Wert für die freie Enthalpie negativ ist, spricht man von einer exergonischen Reaktion, die freiwillig ablaufen kann. Endergonische Reaktionen, mit positiven Werten der freien Enthalpie, laufen nicht freiwillig ab.

2.42 Formulieren Sie den ersten und zweiten Hauptsatz der Thermodynamik.

1. Hauptsatz: Die Energie bleibt konstant. (keine Energie wird geschaffen oder zerstört)
2. Hauptsatz: Die Entropie nimmt zu.

2.43 Mit welchen thermodynamischen Größen lässt sich die freie Enthalpie einer chemischen Reaktion quantifizieren ?

Einflussfaktoren nach der Gibbs-Helmholtz-Gleichung: $\Delta G = \Delta H - T \cdot \Delta S$
G = freie Enthalpie
H = Enthalpie (Wärmeinhalt eines Systems)
T = Temperatur

S = Entropie (Grad der Unordnung eines Systems)
Δ = Differenzen bzw. Änderungen

2.44 Der Abbau von Glucose zu CO_2 und H_2O verändert die Entropie. Erläutern Sie den Zusammenhang.

Ein Molekül Glucose und 6 Moleküle O_2 werden in 12 Moleküle (6 CO_2 und 6 H_2O) zerlegt. Dies ist mit einer Entropiezunahme verbunden. Gleichzeitig wird Wärme erzeugt, was ebenfalls zur Entropiezunahme beiträgt.

2.45 Definieren Sie die thermodynamischen Begriffe „offenes, geschlossenes und isoliertes System“. Welches System findet man bei einer lebenden Zelle ?

Offene Systeme: Stoff- und Energieaustausch
Geschlossene Systeme: nur Energieaustausch
Isolierte Systeme: weder Stoff- noch Energieaustausch

Die Zelle ist eine offenes System, da ein Stoff- und Energieaustausch möglich ist.

2.46 Was versteht man unter energetischer Kopplung?

Endergone Reaktionen werden ermöglicht, indem sie mit der stark exergonen ATP-Hydrolyse gekoppelt werden.

Z.B: Glutaminsynthetasereaktion: Glutamat + NH_4^+ + ATP → Glutamin + ADP + P_i

2.47 Wie unterscheiden sich die Phosphatbindungen im ATP hinsichtlich ihres Energiegehalts ?

Zwei Phosphorsäureanhydridbindungen (energiereich)
Eine (energieärmere) Phosphorsäureesterbindung

2.48 Welche Verbindung hat ein höheres Phosphorylierungspotential: Phosphoenolpyruvat oder ATP ?

Phosphoenolpyruvat (Enolphosphate sind energiereicher als Phosphorsäureanhydride)

2.49 Welche Bedeutung hat ATP im Energiestoffwechsel ?

ATP wird für endergonische Prozesse verbraucht.
Beispiele: Glutaminsynthetase, Acyl-CoA-Synthetase, Muskelkontraktion

2.50 In welchen Schritten erfolgt der Energiegewinn im oxidativen Stoffwechsel.

Abbau der Nährstoffe zu Acetyl-CoA →Abbau von Acetyl-CoA zu CO_2 im Citratzyklus unter Bildung von Redoxäquivalenten → Elektronentransport in der Atmungskette mit dem Aufbau eines Protonengradienten →ATP-Synthese

2.51 Beschreiben Sie den chemischen Aufbau des NADH.

Adenin, 2 Ribose-Moleküle, 2 Phosphate, 1 Nicotinsäureamid

2.52 a) Welcher Molekülteil des NAD^+ wird reduziert und oxidiert ? b) Beschreiben Sie die Reaktion.

a) Nikotinsäureamid (Niacin)

b) Anlagerung und Abspaltung eines Hydrid-Ions (H^+ und 2 e^-)

2.53 Welche Redoxäquivalente fallen beim Abbau von Glukose oder Fettsäuren an ?

$NADH+H^+$, $FADH_2$

2.54 Welche funktionellen Gemeinsamkeiten haben NAD, FAD und Ubichinon ?

Es sind Redoxäquivalente bzw. Elektronencarrier.

2.55 Definieren Sie den Begriff „Redoxpotential".

Das Redoxpotential eines Stoffes gibt das Oxidations-/Reduktionspotential des Stoffes gemessen unter Standardbedingungen, und zwar gegenüber einer Referenzhalbzelle (Wasserstoffhalbzelle), an.

2.56 Was ist der Unterschied zwischen dem physiologischen und dem physikalischen Brennwert eines Nährstoffes ?

Physiologischer Brennwert: Anteil des physikalischen Brennwerts, der tatsächlich für endergonische Prozesse im Körper verwendet werden kann.
Physikalischer Brennwert: der in der Kaloriemeterbombe berechnete Bruttobrennwert der Nährstoffe.

3 Aminosäuren

Aminosäuren: Klassifizierung und Eigenschaften

3.1 a) Nennen Sie zwei Aminosäuren (AS) mit hydrophoben Seitenketten und b) zwei AS mit polaren Seitenketten.

a) Valin, Leucin, Isoleucin b) Glutamat, Arginin

3.2 a) Nennen Sie die kleinsten Aminosäuren. b) Wie unterscheidet sich Prolin hinsichtlich der chemischen Struktur von den anderen Aminosäuren ?

a) Glycin, Alanin b) Prolin ist eine Iminosäure und besitzt keine freie α-Aminogruppe

3.3 Was versteht man bei Aminosäuren unter dem Begriff „Zwitterion" ?

Aminosäuren besitzen funktionelle Gruppen mit positiven und negativen Ladungen. Derartige Moleküle nennt man Zwitterionen.

3.4 Was ist die chemische Grundlage für isomere Formen der Aminosäuren?

Die Aminosäure muss ein asymmetrisches C-Atom besitzen. Für die Differenzierung in L- und D-Aminosäuren sind also vier verschieden Substituenten am α-C-Atom erforderlich.

3.5 a) Bei welcher Aminosäure findet man keine isomeren Formen ? b) In welchem Protein kommt diese Aminosäure mit großer Häufigkeit vor ?

a) Glycin b) Kollagen

3.6 Welche der aufgeführten AS sind a) hydrophob, b) achiral und c) welche haben Seitenketten mit polaren Gruppen ?

Gly, Arg, , Ile, Glu
a) Glycin, Isoleucin b) Glycin c) Arginin, Glutamat

3.7 Nennen Sie drei AS mit hydrophilen, aber ungeladenen Seitenketten.

Serin, Threonin, Tyrosin

3.8 Welche Aminosäuren besitzen funktionelle Gruppen in der Seitenkette, die bei einem pH > 10 dissoziieren ?

Arginin (Guanidinogruppe), Lysin (ε-Aminogruppe)

3.9 Wie viele dissoziierbare Funktionen enthält Alanin ?

Carboxylgruppe und α-Aminogruppe

3.10 Zeichen Sie ein Gylcinmolekül bei pH 6.

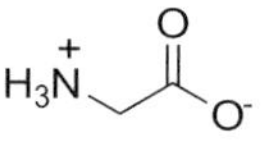

**3.11 a) Wo sind hydrophile Aminosäuren in einem Protein bevorzugt lokalisiert ?
b) Nennen Sie drei polare AS.**

a) Hydrophile AS sind in der Peripherie lokalisiert, um elektrostatische Wechselwirkungen mit Wasser auszubilden. b) Glutamat, Aspartat, Arginin

3.12 a) Nennen Sie AS mit zyklischen Systemen. b) Nennen Sie zwei aromatische AS. c) Bei welcher Aminosäure handelt es sich um eine Iminosäure ?

a) Tryptophan, Phenylalanin, Tyrosin, Prolin, Histidin; b) Phenylalanin, Tryptophan; c) Prolin

3.13 Welche Aminosäuren besitzen Säureamidgruppen ?

Asparagin, Glutamin

3.14 Wie unterscheidet sich Asparagin strukturell von der Asparaginsäure ?

Asparagin und Glutamin besitzen Säureamidgruppen, während Asparaginsäure und Glutaminsäure eine Carboxylgruppe in der Seitenkette aufweisen.

3.15 Welche Nettoladung haben die Amidderivate der sauren AS bei pH 7,4 ?

Die Amidderivate der sauren AS sind Glutamin und Asparagin. Die Nettoladung beträgt bei einem physiologischen pH-Wert ± 0.

3.16 a) Welche Art von Reaktion findet bei der Bildung einer Disulfidbrücke statt und b) welche bei deren Spaltung ?

a) Oxidation b) Reduktion

3.17 Unter welchen Redoxbedingungen wird einer Disulfidbrücke gebildet ? Zeichnen Sie eine Disulfidbrücke.

Oxidierende Redoxbedingungen bzw. Anwesenheit eines Oxidationsmittels

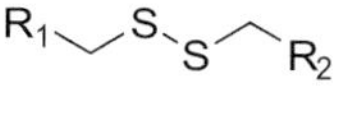

3.18 Welche AS dimerisiert unter Ausbildung einer Disulfidbrücke ?

Cystein

3.19 a) Wie heißt das Oxidationsprodukt, das durch Reaktion der Seitenketten zweier Cysteinmoleküle entsteht ? b) Zeichnen Sie die Struktur dieser Verbindung.

a) Cystin
b)

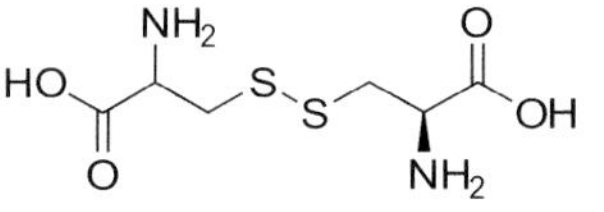

3.20 a) Was ist eine typische posttranslationale Modifikation des Cysteins ? b) Welche Funktion hat diese chemische Modifikation ?

a) Disulfidbrückenbildung b) Proteinfaltung

3.21 Wie heißt die funktionelle Gruppe in der Seitenkette des Cysteins ?

Sulfhydrylgruppe

3.22 a) Nennen Sie das erste Intermediärprodukt beim Methioninabbau. b) Welche Funktion hat diese Verbindung im Stoffwechsel ?

a) S-Adenosyl-Methionin b) Methylierungsreagenz für Cholin, Adrenalin, Kreatin, DNA

Posttranslationale Modifikationen von Aminosäuren

3.23 a) Nennen Sie AS mit Hydroxylgruppen. b) Was ist eine typische posttranslationale Modifikation dieser Aminosäuren ?

a) Serin, Threonin, Tyrosin b) Phosphorylierung

3.24 AS-Reste in Proteinen können methyliert und hydroxyliert werden. a) Wie ist der Oberbegriff für solche Modifikationen ? b) Nennen Sie Beispiele für derartige Modifikationen.

a) Posttranslationale Modifikation
b) Methylierung: Lysin (Histone); Hydroxylierung: Prolin (Kollagen)

3.25 a) Welche AS können glykosyliert werden ? b) An welche funktionellen Gruppen der AS werden Oligosaccharide angelagert ? c) Welche Art der Bindung wird ausgebildet ?

a) Serin, Threonin, Asparagin b) Hydroxylgruppen, Säureamidgruppe c) O-glykosidisch, N-glykosidisch

3.26 Nennen Sie Funktionen posttranslationaler Modifikationen von AS.

Durch eine chemische Modifikation wird die Eigenschaft und damit die Funktion des Proteins verändert.

Beispiele:
Glykosylierungen: Zielgerichteter Transport (Sekretproteine, Membranproteine)
Phosphorylierung: Beeinflussung von Enzymaktivitäten
Disulfidbrücken: Proteinfaltung

Spezielle Eigenschaften und Funktionen von Aminosäuren

3.27 a) Welche AS kommt in Sphingolipiden vor ? b) Nennen Sie zwei AS mit Neurotransmitterfunktion.

a) Sphingolipide: Serin als Baustein des Sphingosins
b) Neurotransmitter: Glycin und Glutamat

3.28 Welche AS sind N-Lieferanten bei der Nukleotidbiosynthese ?

Glutamin, Aspartat, Glycin

3.29 a) Welcher Stoffwechselweg liefert die α-Ketosäure, die das Kohlenstoffgerüst des Alanins bildet ? b) Geben Sie den Namen der α-Ketosäure an. c) Wie wird diese α-Ketosäure im anabolen Stoffwechsel in der Leber verwertet ?

a) Glykolyse b) Pyruvat c) Gluconeogenese

3.30 a) Welche AS sind ausschließlich ketogen ? b) Nennen Sie eine ausschließlich glucogene AS. c) Nennen Sie für beide Kategorien typische Endprodukt des Katabolismus.

a) Leucin, Lysin; b) Glutamat; c) Leucin: Acetyl-CoA, Glutamat: α-Ketoglutarat

3.31 Erläutern Sie die physiologische Bedeutung der Hemmung der Pyruvat-Kinase durch Alanin.

Der Anstieg des Alanin-Spiegels ist ein Signal für eine hohe Energieladung der Zelle.
→ Hemmung Glykolyse

3.32 Wieso findet man für Alanin und Glutamin höhere Plasmakonzentrationen als bei anderen AS?

In Form von Alanin und Glutamin wird überschüssiger Aminostickstoff im peripheren Gewebe fixiert und zur Leber transportiert. Nur hier kann Ammoniak zu Harnstoff umgesetzt werden.

3.33 Nennen Sie typische Reaktionen des AS-Stoffwechsels.

Transaminierungen, Oxidative Desaminierung, Decarboxylierung

3.34 a) Welche Bedeutung hat Glycin für die Ausbildung der Tripelhelix im Kollagen ? b) Nennen Sie weitere typische AS im Kollagen.

a) keine sterische Behinderung durch raumgreifende Seitenketten b) Prolin, Lysin

3.35 Welche Aminosäuren ist an der Quervernetzung von Kollagenfibrillen beteiligt?

Lysin, Hydroxylysin

3.36 Welche biochemische Funktion hat Selenocystein ?

Selenocystein ist eine proteinogene Aminosäure. Sie ist Bestandteil des aktiven Zentrums der Glutathion-Peroxidase der Erythrozyten. Dieses Enzym ist am Abbau von in der Superoxiddismutase entstehendem H_2O_2 beteiligt. Die chemische Struktur entspricht dem Cystein, wobei das Schwefelatom durch ein Selenatom ersetzt ist:

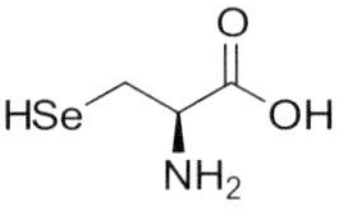

3.37 Weshalb sind Herbizide für den Menschen ungefährlich, obwohl sie die Synthese aromatischer AS hemmen ?

Aromatische AS sind für Menschen essentiell, d.h. sie können nicht im menschlichen Organismus gebildet werden und müssen mit der Nahrung zugeführt werden

Transaminierung

3.38 Erläutern Sie die GOT (Glutamat-Oxalacetat-Transaminase) Reaktion: a) Welche Produkte entstehen ? b) Welches Coenzym ist erforderlich ? c) Wieso ist Aspartat eine glucogene AS ?

a) Oxalacetat, Glutamat; b) PALP (Pyridoxalphosphat); c) das Kohlenstoffgerüst kann zu Glucose umgewandelt werden

3.39 Auf welche Substrate übertragen Transaminasen die α-Aminogruppe von Aminosäuren ?

α-Ketosäuren

3.40 a) Aus welcher α-Ketosäure kann Glutamat gebildet werden ? b) Wie nennt man den Reaktionstyp ? c) Ist die Reaktion reversibel ? d) Wie heißt das beteiligte Coenzym ?

a) α-Ketoglutarat; b) Transaminierungsreaktion; c) ja; d) PALP

3.41 a) In welchem Reaktionsweg kann Alanin in Pyruvat umgewandelt werden ? b) Wie kann Pyruvat metabolisiert werden ?

a) Transaminierung (ALT); b) Gluconeogenese, Pyruvatdehydrogenase-Reaktion

Desaminierung und Decarboxylierung

3.42 Welche Bedeutung hat ATP bei der Umsetzung von Glutamat in Glutamin ?

Die Umwandlung von Glutamat in Glutamin ist ein endergonischer Vorgang, der durch ATP-Hydrolyse im Sinne einer energetischen Kopplung ermöglicht wird. Das katalysierende Enzym ist die Glutamin-Synthetase.

3.43 Welches Intermediärprodukt wird mit Hilfe von ATP im ersten Schritt der Glutamin-Synthetase Reaktion gebildet ?

Intermediär wird Glutamylphosphat gebildet:

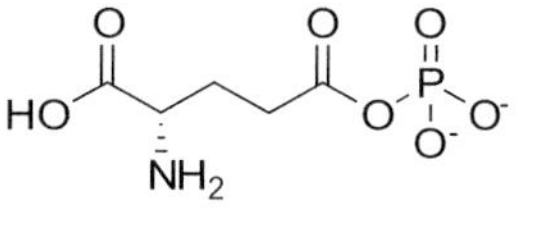

3.44 a) Welche Bedeutung hat die Glutamatdehydrogenase im Stoffwechsel ? b) In welchem Gewebe ist sie hauptsächlich lokalisiert ? c) Welches Coenzym ist an der Reaktion beteiligt ?

a) Durch oxidative Desaminierung wird Ammoniak für die Harnstoffsynthese zur Verfügung gestellt. Die Reaktion ist reversibel, so dass sie in der Peripherie zur Fixierung von anfallendem Aminostickstoff verwendet werden kann. Dies erfolgt erst bei hohen Ammoniakkonzentrationen, da sonst große Mengen von α-Ketoglutarat dem Energiestoffwechsel entzogen würden. Anfallender Aminostickstoff wird daher in extrahepatischen Geweben hauptsächlich in Form von Alanin und Glutamin gebunden. b) Leber (Mitochondrium) c) NAD^+ und $NADP^+$

3.45 a) Was sind die Produkte der oxidativen Desaminierung von Glutamat ? b) Wie können die Produkte verstoffwechselt werden ?

a) α-Ketoglutarat, Ammonium-Ionen (NH_4^+), $NADH+H^+$
b) $NADH+H^+$ in der Atmungskette; α-Ketoglutarat im Citratzyklus und bei Transaminierungen; NH_4^+ in der Harnstoffsynthese

3.46 a) Welche Produkte entstehen bei der Decarboxylierung von Aminosäuren ? b) Nennen Sie ein Beispiel.

a) Biogene Amine; b) aus Histidin entsteht Histamin

3.47 Durch welche Reaktionsmechanismen können Aminogruppen von Aminosäuren entfernt werden ?

Oxidative Desaminierung, Transaminierung

3.48 a) Wie entstehen biogene Amine ? b) Welches Coenzym ist an der Reaktion beteiligt ? c) Welche Aminosäure kann zu Dopamin umgesetzt werden ? d) Wann wird diese AS essentiell ? e) Nennen Sie weitere Stoffwechselprodukte, die aus dieser Aminosäure entstehen.

a) Decarboxylierung; b) PALP; c) Tyrosin →Dopa (Dihydroxyphenylalanin)→ Dopamin; d) bei Phenylketonurie infolge eines Phenylalaninhydroxylase-Defektes oder bei einem Mangel an Tetrahydrobiopterin (Coenzym der Phenylalaninhydroxylase); e) Thyroxin und Trijodthyronin, Melanin, Catecholamine, Dopamin

Harnstoffbildung

3.49 a) In welchen Kompartimenten der Zelle erfolgt der Harnstoffzyklus ? b) Welche Intermediärprodukte bewegen sich zwischen beiden Kompartimenten ?

a) Mitochondrien, Cytoplasma b) Ornithin, Citrullin

3.50 a) Aus welchen Zellkompartimenten entstammen die N-Atome des Harnstoffs ? b) In welcher Form gehen die N-Atom in den Harnstoffzyklus ein ?

a) Mitochondrium, Cytosol; b) Mitochondrialer Stickstoff als Ammonium-Ion; Cytosolisches N als Aspartat (die funktionelle Gruppe ist eine Aminogruppe)

3.51 Aus welchen Verbindungen entstammen das Kohlenstoffatom und die beiden Stickstoffatome des Harnstoffs ?

Kohlenstoffatom: Bikarbonat,
Stickstoffatom: Ammoniak, Aspartat

3.52 Wie kann Ammoniak in den Mitochondrien der Hepatozyten gebildet werden ?

Glutamat-Dehydrogenase-Reaktion:
Glutamat + NAD^+ $\rightarrow$ α-Ketoglutarat + $NADH+H^+$ + NH_4^+

Glutaminase-Reaktion:
Glutamin + H_2O $\rightarrow$ Glutamat + NH_4^+

3.53 a) Welche Funktion hat der Harnstoffzyklus ? b) Was ist die Schrittmacherreaktion ?

a) Beseitigung von Aminostickstoff bzw. Ammoniak
b) Carbamoylphosphatsynthetase I

3.54 a) Erläutern Sie die Schlüsselreaktion des Harnstoffzyklus. b) Beschreiben Sie den Transport überschüssigen Aminostickstoffs aus den peripheren Geweben zur Leber.

a) Carbamoylphosphatsynthetase-I-Reaktion: Bikarbonat reagiert mit Ammoniak unter Verbrauch von 2 ATP Molekülen zu Carbamoylphosphat b) Glutamin, Alanin

3.55 Nennen Sie Unterschiede der Carbamoylphosphatsynthetasen 1 und 2.

1: mitochondriales Enzym; N-Lieferant: NH_4^+
2: cytosolisches Enzym; N-Lieferant: Glutamin

3.56 Weshalb ist bei Enzymdefekten im Harnstoffzyklus eine geringe Proteinaufnahme vorteilhaft ?

Es fällt weniger zu eliminierender Amino-Stickstoff an.

3.57 In a) welchem Stoffwechselweg und in b) welchen Zellen wird Arginin gebildet ?

a) Harnstoffzyklus b) Hepatozyten

3.58 a) Welcher Stoffklasse kann Ornithin zugeordnet werden ? b) Ist Ornithin ein Proteinbaustein ? c) In welchem Stoffwechselweg kommt Ornithin vor ?

a) Ornithin ist eine α-Aminocarbonsäure und somit eine Aminosäure:

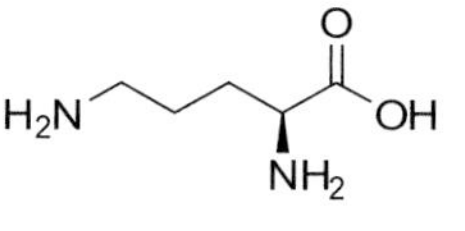

b) Nein c) Harnstoffzyklus

3.59 Nennen Sie nicht-proteinogene Aminosäuren, die als Intermediärprodukte des Harnstoffzyklus auftreten ?

Ornithin, Citrullin

Tyrosinstoffwechsel und Phenylketonurie

3.60 Nennen Sie physiologisch wichtige Produkte des Tyrosinstoffwechsels.

Durch Metabolisierung von Tyrosin entstehen:

- Catecholamine
- Schilddrüsenhormone (Thyroxin, Trijodthyronin),
- Melanin
- Dopamin

Beispiel: Synthese von Dopamin, Noradrenalin und Adrenalin

Catecholamine

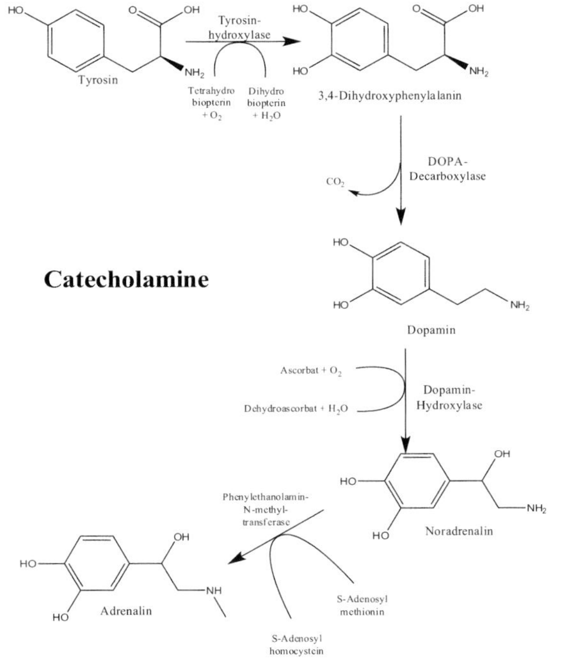

3.61 Aus welcher Aminosäure entsteht Adrenalin ?

Phenylalanin bzw. Tyrosin

3.62 a) Was ist Thyreoglobulin? b) Welche AS ist ein physiologisch wichtiger Baustein des Thyreoglobulins ?

a) Speicherform für Schilddrüsenhormone b) Tyrosin

3.63 Nennen Sie eine essentielle aromatische AS. b) Welche AS wird aus dieser aromatischen AS gebildet ? c) Welche Erkrankung basiert auf einer Defizienz des Enzyms, das an dieser Umwandlung beteiligt ist ?

a) Phenylalanin b) Tyrosin c) Phenylketonurie

3.64 a) Welches Enzym ist bei der Phenylketonurie defekt ? b) Was ist das Substrat dieses Enzyms ? c) Wie wird die Krankheit therapiert ? d) Sind heterozygote Merkmalsträger krank ?

a) Phenylalaninhydroxylase b) Phenylalanin c) phenylalaninarme Kost d) Nein, die Krankheit wird autosomal rezessiv vererbt. Nur homozygote Merkmalsträger erkranken.

3.65 Wieso muss die Diät bei Phenylketonurie phenylalaninarm, aber nicht phenylalaninfrei sein?

da Phenylalanin eine essentielle AS ist und in der Nahrung vorhanden sein muss

3.66 PKU-Patienten besitzen eine hellere Haar- und Hautfarbe als ihre Geschwister. Was ist die biochemische Grundlage dieses Phänotyps ?

Fehlendes/zu wenig Melanin

4 Kohlenhydrate und Citratzyklus

Chemie der Kohlenhydrate

4.1 Was versteht man unter Isomerie, Epimerie und Anomerie ?

Isomerie: Moleküle mit gleicher Summenformel und Molekülmasse, aber unterschiedlicher Struktur
Anomerie: Durch Halbacetalbildung entsteht ein neues Asymmetriezentrum. Daraus ergeben sich zusätzliche isomere Formen, die man als Anomere bezeichnet.
Epimerie: Stereoisomere Formen, die sich nur in einem Asymmetriezentrum unterscheiden

4.2 a) Wie viele Isomere der offenkettigen Form einer Aldohexose gibt es ? b) Geben Sie eine allgemeine Formel an, mit der sich die Zahl der Isomere bestimmen lässt.

16 stereoisomere Formen; Formel: 2^n (n = Anzahl der Asymmetriezentren)

4.3 Definieren Sie die Begriffe Aldose und Ketose.

Aldose: Polyhydroxyaldehyd; Ketose: Polyhydroxyketon

4.4 Was versteht man unter einer Furanose und Pyranose und woher stammen diese Begrifflichkeiten?

Furanose: Fünfring; Pyranose: Sechsring; entstehen durch Halbacetalbildung von Monosaccharide; Grundlage für die Bezeichnungen sind Furan und Pyran

4.5 Nenne Sie Beispiele für eine a) Pentose, b) Aldohexose und c) Ketohexose.

Pentose: Ribose (Bausteine von Nukleotiden), Aldohexose: Glucose (Energielieferant), Ketohexose: Fructose (Ausgangsverbindung für die Synthese von Aminozuckern)

4.6 Nennen Sie Beispiele für Monosaccharide, die a) ein Acetal bilden und b) ein Ketal bilden.

a) Glucose b) Fructose

4.7 Erläutern Sie, wie analytisch zwischen der D- oder L-Konfiguration von Monosacchariden unterschieden werden kann.

D- und L-Glucose können mit dem Polarimeter unter Ausnutzung ihrer unterschiedlichen optischen Aktivität bestimmt werden.
Durch eine optisch aktive Substanz wird die Schwingungsebene von linear polarisiertem Licht abgelenkt.

4.8 a) Zwischen welchen Gruppen können glykosidische Bindungen zwischen zwei Monosacchariden auftreten ? b) Was ist die Grundlage für diese Variabilität ?

a) α- und ß-glykosidisch; zwischen verschiedenen C-Atomen 1,4; 1,6; 1,3 etc. b) durch Halbacetalbildung entsteht eine neues Asymmetriezentrum, welches die Grundlage für diese Bindungstypen ist.

4.9 Nennen Sie unterschiedliche Arten von glykosidischen Bindungen.

O- glykosidisch: z.B. bei Maltose
N-glykosidisch : z.B. bei Nukleotiden wie ATP (zwischen Adenin und Ribose)

4.10 a) Welche drei AS können glykosyliert werden ? b) Nennen Sie drei typische Monosaccharide derartiger Oligosaccharidreste.

a) N-Glykosidisch: Asparagin, O-glykosidisch: Serin, Threonin
b) Galactose, Glucose, N-Acetylgalactosamin

4.11 In welchen Kompartimenten der Zelle finden Glykosylierungen statt?

ER (N-glykosidisch), Golgi-Apparat (O-glykosidisch)

4.12 a) Wie muss ein Monosaccharid aktiviert werden, damit eine glykosidische Bindung gebildet werden kann ? b) Beschreiben Sie die chemische Struktur dieser aktivierten Vorstufe.

a) als UDP aktiviertes Monosaccharid b) bestehend aus Uracil, Ribose, 2 Phosphaten, Monosaccharid

4.13 In welchen Verbindungen findet man die N-Acetylneuraminsäure (Sialinsäure) ?

Glykoproteine, Glykolipide (Ganglioside)

4.14 Welches Disaccharid entsteht als Hydrolyseprodukt der Stärke ?

Maltose: zwei D-Glukosemoleküle,die α-1,4-glykosidisch verbunden sind

4.15 Beschreiben Sie die strukturellen und funktionelle Unterschiede zwischen Glykogen und Stärke.

Stärke: Homoglycan; bestehend aus D-Glucosemolekülen; zwei Fraktionen: Amylose (α-1,4-glykosidisch) mit Helixstruktur und Amylopektin (α-1,4-glykosidisch und α-1,6-glykosidisch) mit strauchartiger Struktur; Funktion: Speicherkohlenhydrat in Pflanzen

Glykogen: Homoglycan; bestehend aus D-Glucose (α-1,4-glykosidisch und α-1,6-glykosidisch); strauchartige Struktur wie Amylopektin der Stärke, jedoch mit stärkerem Verzweigungsgrad; Funktion: Speicherkohlenhydrat im tierischen Organismus

4.16 a) Wie unterscheiden sich die Polysaccharide Stärke und Cellulose hinsichtlich der Struktur und Funktion ? b)Welches sind die verdauungsphysiologischen Konsequenzen dieser Unterschiede ?

a) Stärke: Homoglycan; bestehend aus D-Glucosemolekülen; zwei Fraktionen: Amylose (α-1,4-glykosidisch) mit Helixstruktur und Amylopektin (α-1,4-glykosidisch und α-1,6-glykosidisch) mit strauchartiger Struktur; Funktion: Speicherkohlenhydrat in Pflanzen

Cellulose: Homoglycan bestehend aus D-Glucose, allerdings β-1,4-glykosidisch verknüpft; Funktion: Strukturbestandteil pflanzlicher Zellwände.

b) ß-Glykosidische Bindungen können von menschlichen Verdauungsenzymen nicht abgebaut werden; jedoch sind sie von Mikroorganismen im Dickdarm abbaubar (Funktion als Ballaststoffe).

4.17 Erläutern Sie die ernährungsphysiologische Bedeutung der Cellulose.

Cellulose gehört zu den ernährungsphysiologisch wichtigen Ballaststoffe: Ballaststoffe können nicht von menschlichen Verdauungsenzymen abgebaut werden. Sie gelangen in den Dickdarm und werden dort von Mikroorganismen hydrolysiert. Positive Effekte:

- wichtig für eine günstig zusammengesetzte Darmflora
- reduziert die Passagezeit des Darminhalts (Schutz vor Darmkrebs)
- verringert den Blutzuckeranstieg (günstiger glykämischer Index)
- greift in enterohepatische Kreisläufe ein (z.B.: für Gallensäuren)
- sättigender Effekt

4.18 a) Wie ist ein Peptidoglykan aufgebaut ? b) Welches Arzneimittel verhindern die Quervernetzung ?

a) Peptidoglykane bestehen aus sich repetitiv wiederholenden Disacchariden und einer Proteinkomponente

b) Bakterielles Murein ist ein Peptidoglykan und besteht aus sich repetitiv wiederholenden Disacchariden mit N-Acetylglucosamin und N-Acetylmuraminsäure. Die Kohlenhydratketten werden über Peptide miteinander vernetzt. Penicillin hemmt die Transpeptidase, die die Vernetzung der Kohlenhydratketten katalysiert.

4.19 a) Wie ist ein Proteoglykan aufgebaut ? b) Welche funktionell wichtigen Eigenschaften haben die vorkommenden Monosaccharide ?

a) Es handelt sich um Verbindungen aus Kohlenhydraten und Proteinen, die kovalent verbunden sind. Der Kohlenhydratanteil besteht aus sich repetitiv wiederholenden Disaccharideinheiten und ist linear strukturiert. Man spricht beim Kohlenhydratanteil auch von Glykosaminoglykanen, da immer Aminozucker vorhanden sind. b) Polar, hygroskopisch (Chondroitinsulfat, Heparin)

4.20 a) Wie ist ein Glykosaminoglykan aufgebaut ? b) Wo erfolgt der zelluläre Abbau dieser Stoffklasse ? c) Zu welcher Klasse gehören die abbauenden Enzyme ? d) Wie nennt man das Krankheitsbild, das durch einen gestörten Glykosaminoglykanabbau resultiert ?

a) bestehen aus sich repetitiv wiederholenden Disacchariden mit Aminozuckern und Glucuronsäuren (z.B. das Glykosaminoglykan Hyaluronsäure) b) Lysosomen c) lysosomale Hydrolasen (saures pH-Optimum) d) Mucopolysaccharidosen

4.21 a) Definieren Sie den Begriff „Glycocalyx". b) Wie können Zuckerketten an der Plasmamembran verankert sein ?

a) Kohlenhydratreste der Membran, die zum Extrazellulärraum ausgerichtet sind; sie können mit Proteinen oder Lipiden verbunden sein; Funktionen: Bindung von Leukozyten, Endozytose, Antigencharakter, mechanischer Schutz, Verdauungsschutz im Gastrointestinaltrakt b) durch Proteine und Lipide

Kohlenhydratverdauung

4.22 a) Nennen Sie Beispiele für Disaccharidasen. b) Wo sind diese Enzyme im Körper lokalisiert ?

a) Lactase, Maltase, Isomaltase b) im Bürstensaum des Dünndarms

4.23 a) Welche Disaccharide werden mit der Nahrung aufgenommen ? b) In welchen Lebensmitteln kommen sie vor ? c) Wie erfolgt die Verdauung dieser Zucker ?

a) Saccharose, Lactose, Maltose b) Saccharose: Obst, Zuckerrübe, Zuckerrohr; Lactose: Milch; Maltose: keimendes Getreide, Kartoffeln, Bier b) durch Disaccharidasen im Bürstensaum des Dünndarms (Maltase, Isomaltase, Saccharase, Lactase)

4.24 Mit welchen Transportmechanismen wird Glucose in eine Darmepithelzelle aufgenommen und schließlich in das Blut abgegeben ?

Die Aufnahme von Glucose in die Enterozyten erfolgt durch den Natrium-Glucose-Symporter (SGLT). Dies ist ein sekundär aktiver Transport, der durch einen elektrochemischen Na^+-Gradienten angetrieben wird. Dieser Gradient wird durch die Na^+/K^+-ATPase aufgebaut.

Die Glucose gelangt dann über den GLUT-2 von den Enterozyten ins Blut. Hier liegt eine erleichterte passive Diffusion vor, die entlang eines Konzentrationsgefälles stattfindet.

4.25 a) Was ist das Substrat und Produkt der Lactase-Reaktion ? b) Wo ist die Lactase im menschlichen Körper lokalisiert ?

a) Substrat: Lactose ; Produkte: Glucose und Galactose b) Dünndarm, Bürstensaum

4.26 Erläutern Sie die Verdauung und Resorption der Laktose im Darm.

Lactose wird durch die Lactase des Bürstensaums im Dünndarms hydrolysiert. Die entstandenen Monosaccharide, Glucose und Galactose, werden in einem sekundär aktiven Symport mit Natrium resorbiert. (sekundär aktiver Transport: angetrieben durch die basolaterale Natrium-Kalium-ATPase).

4.27 Warum führt ein Laktasemangel zu gastrointestinalen Beschwerden ?

Lactose gelangt unverändert in den Dickdarm und wird dort durch Mikroorganismen abgebaut.

Glykolyse

4.28 a) Welche Enzyme können die Glucose am C6-Atom phosphorylieren ? b) Was ist die Funktion dieser Phosphorylierung ?

a) Hexokinase und Glucokinase b) Glucose wird intrazellulär gebunden und für die nachfolgenden Reaktionen aktiviert.

4.29 a) Welche Reaktion wird von der Hexokinase und Glucokinase katalysiert ? b) Welches Isoenzym findet man in der Leber ?

a) Glucose + ATP $\rightarrow$ Glucose-6-phosphat + ADP b) Glucokinase

4.30 a) Welcher Cofaktor wird bei der glykolytischen Oxidation von Glycerinaldehyd-3-phosphat reduziert ? b) Nennen Sie Beispiele der Verstoffwechslung des reduzierten Cofaktors.

a) NAD^+ b) aerobe Bedingungen: mitochondrial zur ATP-Bildung verwendet; anaerobe Bedingungen: Reduktion von Pyruvat zu Laktat

4.31 Nennen Sie energiereiche Zwischenprodukte der Glykolyse, die zur ATP-Bildung verwendet werden können.

1,3-Bisphosphoglycerat (Säureanhydridbindung), Phosphoenolpyruvat (Phophoenolgruppe)

4.32 Welches sind die regulierten Enzyme in der Glykolyse ?

Hexokinase, Phosphofructokinase 1, Pyruvat-Kinase

4.33 a) Welche Reaktion wird durch die Phosphofruktokinase-1 katalysiert ? b) Erläutern Sie das Prinzip der allosterischen Enzymkontrolle durch ATP.

a) Fructose-6-phosphat + ATP $\rightarrow$ Fructose-1,6-bisphosphat +ADP
b) Allosterische Enzyme besitzen neben dem aktiven Zentrum ein allosterisches Zentrum für die Bindung von Effektoren. Effektoren können dabei die T-(tense)Form oder die R-(relaxed)Form des Enzyms stabilisieren. Solche, die die R-Form stabilisieren, wirken als

Aktivatoren. ATP stabilisiert die T-Form der PFK1 und wirkt daher als allosterischer Inhibitor des Enzyms.

4.34 Erläutern Sie den Unterschied zwischen der „feed-forward" und der „feed-back" Regulation der Phosphofruktokinase-1 (PFK-1).

Feed forward: Fructose-2,6-Bisphosphat (allosterischer Aktivator des K-Typs) → fördert die weitere Umsetzung von Fru-6-phosphat in der Glykolyse
Feed back: ATP oder Citrat (Endprodukte des Energiestoffwechsels) → hemmen die Anfangsreaktionen

4.35 Nennen Sie Beispiele für positive und negative Effektoren der PFK-1.

positiver Regulator: Frucotse-2,6-bisphosphat; negativer Regulator: ATP, Citrat

4.36 In welcher Reaktion wird Fructose-2,6-Bisphoshat gebildet ?

aus Fructose-6-phosphat durch PFK-2

4.37 a) Welche regulatorische Funktion hat Fructose-2,6-bisphosphat bei der hepatischen Glykolyse ? b) Durch welche Hormone wird die Regulation gesteuert ?

Glukagon und Adrenalin: Fructose-2,6-bisphosphatspiegel ↓ (Glykolyse ↓)

Mechanismus: Interkonversion (Phosphorylierung eines Tandemenzyms, bestehend aus der Phosphofruktokinase-2 (PFK-2) und der Fructose-2,6-bisphosphatase); durch Phosphorylierung wird die Phosphataseaktivität des Tandemenzyms gesteigert

Insulin: Fructose-2,6-bisphosphat Spiegel ↑ (Glykolyse ↑)

Mechanismus: bewirkt eine Dephosphorylierung des Tandemenzyms und fördert damit PFK-2-Aktivität

4.38 Wie kann die Aktivität der PFK1 a) langfristig und b) kurzfristig reguliert werden?

a) Enzyminduktion durch Insulin b) allosterische Kontrolle durch ATP, Citrat Fructose-2,6- bisphosphat

4.39 Beschreiben Sie die Mechanismen der Enzymaktivierung und der Enzyminduktion als Regulatoren der Glykolyse.

Induktion: Wirkung am genetischen Apparat durch Insulin (Enzymmenge ↑)
Enzymaktivierung: Unmittelbare allosterische Wechselwirkung zwischen Effektor und Enzym

4.40 Nennen Sie drei negative Effektoren der Glykolyse.

ATP, Citrat, Alanin

4.41 Beschreiben Sie die Laktatdehydrogenase (LDH) Reaktion.

reversible Reduktion von Pyruvat zu Laktat mit Hilfe von $NADH+H^+$

4.42 a) Wo ist LDH lokalisiert ? b) Unter welchen pathophysiologischen Bedingungen kommt es zum Anstieg des LDH–Spiegels im Plasma ?

a) In der Zelle (Cytosol) b) Leberschaden, Herzinfarkt, hämolytische Anämie etc.

4.43 a) Wie lautet das Endprodukt der Glykolyse ? b) Wie wird diese Verbindung unter anaeroben Bedingungen metabolisiert ? c) Was ist der physiologische Sinn dieser Reaktion ?

a) Pyruvat b) Lactat c) Die LDH-Reaktion ermöglicht die Regeneration von NAD^+ für die Glycerinaldehyd-3-phosphat-DHG Reaktion, um die Glykolyse als einzigen, unter anaeroben Bedingungen, energieerzeugenden Prozess aufrecht zu erhalten.

4.44 Wie wird in der Muskulatur gebildetes Laktat verstoffwechselt ?

aus der Muskelzelle ausgeschleust und in der Leber für die Gluconeogenese verwendet (Cori Zyklus)

4.45 Vergleichen Sie die ATP-Ausbeute aus Glukose unter aeroben und anaeroben Bedingungen ?

Sauerstoffmangel: Glykolyse liefert 2 mol ATP pro Mol Glukose und
aerobe Bedingungen: 36 – 38 mol ATP pro mol Glukose

4.46 Wie kann ATP im anaeroben Stoffwechsel des Muskels regeneriert werden ?

Kreatinphosphat, Glykolyse

4.47 Wie wird Fruktose für die nachfolgende Verwertung in der Glykolyse metabolisiert ?

Fructose + ATP → Fructose-1-phosphat (Enzym: Fructokinase)
Fructose-1-phosphat → Glycerinaldehyd + Dihydroxyacetonphosphat (Enzym: Aldolase B)
Dihydroxyacetonphosphat kann direkt in der Glykolyse weiterverwertet werden. Glycerinaldehyd kann durch eine Triose-Kinase zu Glycerinaldehyd-3-phosphat phosphoryliert werden und dann in der Glykolyse umgesetzt werden. Alternativ kann Glycerinaldehyd durch eine Aldehyd-DHG zu Glycerol reduziert werden und schließlich mit der Glycerolkinase zu Glycerol-3-phosphat umgesetzt werden. Glycerol-3-phosphat wird letztlich durch die Glycerol-3-phosphat-DHG zu Dihydroxyacetonphosphat oxidiert.

4.48 a) Wodurch entsteht die Fructoseintoleranz ? b) Erklären Sie das Symptom der Hypoglycämie bei dieser Stoffwechselerkrankung.

a) Enzymdefekt: Aldolase-B-Mangel b) Fructose-1-phosphat reichert sich an und hemmt die Phosphorylase a. Dadurch wird der Glykogenabbau gehemmt.

4.49 Was sind die Hauptfunktionen des Pentosephosphatwegs ?

Bereitstellung von NADPH+H^+ (Redoxäquivalent für reduktive Biosynthesen)
Bildung von Ribose-5-Phosphat (Nukleotidsynthese)

4.50 a) Welcher Metabolit des Pentosephosphatwegs wird für die Nukleotidbiosynthese benötigt ? b) In welcher Phase des Zellzyklus wird diese Verbindung benötigt ?

a) Ribose-5-phosphat b) S-Phase

4.51 Wie werden NADPH und Ribose-5-phosphat aus dem PPZ verstoffwechselt ?

NADPH: Fettsäurensynthese, Cholesterinsynthese,
Ribose-5-Phosphat: Nukleotidsynthese

4.52 a) An welcher Reaktion des PPZ ist Thiaminpyrophosphat beteiligt ? b) Welches Vitamin ist Vorstufe dieses Cofaktors ? c) Welche Krankheit entsteht beim Mangel an diesem Vitamin ?

a) Transketolasereaktion; b) Thiamin (Vitamin B1); c) Beri-Beri

4.53 Welche Zellen sind hinsichtlich des ATP Bedarfs von Glykolyse und Pentosephosphatzyklus abhängig ?

Erythrozyten (da Mitochondrien fehlen)

Glykogenstoffwechsel

4.54 In welcher Form wird Glykogen in der Zelle gespeichert ?

als Glykogengranula (Makromolekül), umhüllt von Enzymmolekülen

4.55 Weshalb erfolgt eine Abspeicherung von überschüssiger Glukose als Polysaccharid ?

freie Glukose ist osmotisch aktiv und würde Wasser anziehen

4.56 In welchem Gewebe findet man die höchste Glykogenmenge ?

Muskulatur (150-300 g)

4.57 Wieso kann Muskelglykogen nicht für die Homöostase des Blutzuckerspiegels verwendet werden?

es fehlt die Glucose-6-phosphatase, so dass keine freie Glucose gebildet werden kann.

4.58 a) Welches ist das wichtigste Enzym der Glykogenese ? b) Welches ist das wichtigste Enzym der Glykogenolyse ? c) Welchen Einfluss hat die zelluläre cAMP Konzentration auf den Glykogenstoffwechsel ?

a) Glykogen-Synthase (UDPG-Glykogen-Glucosyltransferase) b) Phosphorylase a c) Glykogensynthase wird durch cAMP gehemmt und die Phosphorylase a wird aktiviert

4.59 Welche Reaktion katalysiert eine Glykosyltransferase ?

Anheftung von UDP-aktivierten Monosacchariden an Substrate

4.60 Beschreiben Sie den Reaktionsmechanismus des Glykogenabbaus durch die Phosphorylase a.

Phosphorolytische Spaltung mit Hilfe von ortho-Phosphat; Glucosemoleküle werden vom 4-OH-Ende abgespalten unter Bildung von Glucose-1-Phosphat (Coenzym: PALP)

4.61 Was ist der Unterschied zwischen einer Hydrolyse und einer Phosphorolyse ?

Hydrolyse: Spaltung mit Wasser (α-Amylase); Phosphorolyse: Spaltung mit ortho-Phosphat (Phosphorylase a)

4.62 a) Welches Endprodukt entsteht in der Phosphorylase a Reaktion ? b) Wie wird dieses Endprodukt metabolisiert, um von der Zelle freigesetzt zu werden?

a) Glucose-1-Phosphat b) die Phosphoglucomutase erzeugt Glucose-6-Phosphat; die Glucose-6-Phosphatase bildet freie Glukose

4.63 Welche glykogenspaltenden Enzyme findet man a) in der Zelle und b) im Gastrointestinaltrakt?

a) Phosphorylase a, Amylo-1,6-Glucosidase, Amylo-1,4-Glucosidase c) Amylase, Maltase, Isomaltase

4.64 Weshalb sind verschiedene Enzyme für den Glykogenabbau erforderlich ?

Es werden Enzyme für den Abbau von 1,6- und 1,4-glykosidischen Bindungen benötigt.

4.65 a) Wie beeinflusst Glukagon den Glykogenstoffwechsel ? b) Über welchen zellulären second messenger wird die Glukagonwirkung vermittelt ? c) Wie erfolgt die Inaktivierung dieses second-messengers ?

a) fördert den Abbau von Glykogen und hemmt die Glykogensynthese b) über cAMP, wodurch die Proteinkinase A aktiviert wird c) durch die Phosphodiesterase

4.66 Wie erfolgt die Signalübertragung nach Bindung von Glukagon an den Rezeptor bis zu den Enzymen des Glykogenstoffwechsels ?

Der Glukagon-Rezeptor ist ein G-Protein gekoppelter Rezeptor. Nach Bindung von Glukagon wird an der α-Untereinheit des G-Proteins GDP durch GTP ausgetauscht. Die α-Untereinheit mit gebundenem GTP aktiviert die Adenylatzyklase, die cAMP aus ATP bildet.

Durch cAMP wird die Proteinkinase A aktiviert. Die Proteinkinase A phosphoryliert und aktiviert die Phosphorylase Kinase, die die Glykogen-Phosphorylase durch Phosphorylierung aktiviert. Die Phosphorylase a baut phosphorolytisch Glykogen ab. Gleichzeitig wird die Glykogen-Synthase durch Phosphorylierung inaktiviert. Damit wird die Glykogen-Synthese gehemmt.

4.67 Wie wird die Glykogen-Phosphorylase durch Interkonversion reguliert ?

durch reversible Phosphorylierung und Aktivierung der Glykogen-Phosphorylase a mittels der Phosphorylase-Kinase unter Glukagon und Adrenalin Einfluss

4.68 Wie beeinflusst ein hoher cAMP Spiegel a) den Glykogenstoffwechsel, b) die Glykolyse und c) die Lipolyse ?

a) Glykogenolyse gefördert b) gehemmt (in der Leber!) c) gefördert

4.69 a) Wie wird cAMP abgebaut ? b) Welches Hormon beeinflusst diesen Abbau ?

a) Phosphodiesterase b) Insulin aktiviert die Phosphodiesterase und beschleunigt den cAMP-Abbau.

4.70 Nennen Sie Schritte der Glykolyse und des Glykogenstoffwechsels, die von Insulin und Glukagon beeinflusst werden.

Glykolyse:
PFK-1: Die Bildung des allosterischen Aktivators Fructose-2,6-bisphosphat wird (in der Leber!) durch Insulin gefördert und durch Glukagon gehemmt (Interkonversion).

Glykogen Stoffwechsel:
Die Phosphorylase a wird unter Glukagonwirkung durch Phosphorylierung aktiviert und durch Insulin durch Dephosphorylierung inaktiviert.

4.71 Wie verändert sich die Glykogen-Struktur bei Defekten folgender Enzyme: a) Debranching Enzym, b) Phosphorylase ?

a) Verkürzte Endzweige des Glykogens; b) Struktur normal

4.72 Beschreiben Sie die Auswirkungen eines genetisch bedingten Mangels an Debranching Enzym.

Die Menge des Glykogens ist stark erhöht (Glykogenose). Die Glykogenstruktur ist verändert mit typischen kurzen äußeren Zweigen.

Gluconeogenese

4.73 Formulieren Sie die spezifischen Reaktionen der Gluconeogenese.

Pyruvatcarboxylase:
Pyruvat + ATP + CO_2 $\rightarrow$ Oxalacetat + ADP + Pi (Biotinabhängig)

Phosphoenolpyruvatcarboxykinase:
Oxalacetat + GTP → Phosphoenolpyruvat + CO_2 + GDP + Pi

Fructose-1,6-Bisphosphatase:
Fructose-1,6-Bisphosphat + H_2O → Fructose-6-Phosphat + Pi

Glucose-6-Phosphatase:
Glucose-6-Phosphat + H_2O → Glucose + Pi

4.74 a) Beschreiben Sie die Reaktion von Pyruvat zu Phosphoenolpyruvat (PEP). b) Welches Vitamin ist an der Reaktion beteiligt ? c) Welche Funktion hat das Vitamin bei der enzymatischen Umsetzung ?

a) Oxalacetat b) Biotin c) Aktivierung von CO_2 und Übertragung einer Carboxylgruppe auf Pyruvat unter Bildung von Oxalacetat

4.75 Erläutern Sie die von Biotin abhängige Reaktion der Gluconeogenese unter Berücksichtigung der speziellen Rolle des Vitamins.

Pyruvat wird nach der Passage in die Mitochondrien ATP- und biotinabhängig zu Oxalacetat carboxyliert. Dabei ist Biotin kovalent an die Pyruvat-Carboxylase gebunden und aktiviert CO_2 für die nachfolgende Carboxylierung des Pyruvats.

4.76 Beschreiben Sie die Reaktion von Pyruvat zu Phsophoenolpyruvat in der Gluconeogenese unter Berücksichtigung der Kompartimentierung.

Pyruvat wird durch die Pyruvat-Carboxylase-Reaktion biotinabhängig zu Oxalacetat carboxyliert. Oxalacetat wird durch die Malatdehydrogensase zu Malat reduziert. Malat verlässt die Mitochondrien und wird im Cytosol wieder durch die Malat-Dehydrogenase zu Oxalacetat oxidiert. Oxalacetat wird GTP-abhängig durch Phosphoenolpyruvat-Carboxykinase zu Phosphoenolpyruvat umgesetzt.

4.77 a) In welchen Zellkompartimenten läuft die Gluconeogenese ab ? b) Nennen Sie einige Substrate der Gluconeogenese.

a) Mitochondrien (Pyruvat-Carboxylase), Cytosol, ER (Glucose-6-Phosphatase); b) Laktat, Glycerol, Alanin (bzw. glucoplastische Aminosäuren)

4.78 Welche Funktion hat Malat in der Gluconeogenese ?

Die Mitochondrienmembran ist für Oxalacetat, welches in der Pyruvat-Carboxylase-Reaktion entsteht, impermeabel. Daher wird in der mitochondrialen Malat-DHG-Reaktion Oxalacetat zu Malat reduziert, welches die Mitochondrienmembran passieren kann.

4.79 Nennen Sie Funktionen des Malat-Shunts.

1.Transport von Malat anstelle von Oxalacetat aus den Mitochondrien ins Cytosol (Gluconeogenese);
2. Einschleusung von cytosolischem NADH in die Mitochondrien für eine Nutzung in der Atmungskette;
3. Transport von Acetyl-CoA via Citrat ins Cytosol für die Fettsäurensynthese

4.80 a) Welche Substrate können im Hungerstoffwechsel für die Gluconeogenese verwendet werden ? b) Welchen Geweben entstammen diese Substrate ?

a) Glucoplastische Aminosäuren und Glycerol
b) Glycerol: Adipozyten; Aminosäuren: Muskelzellen

4.81 Welche Abbauprodukte von Depotfett können in die Gluconeogenese eingehen ?

Glycerol kann für die Gluconeogenese genutzt werden.

4.82 Nennen Sie zwei Enzyme der Gluconeogenese und jeweils einen Inhibitor.

Pyruvatcarboxylase (ADP), Fructose-1,6-Bisphosphatase (Frucotse-2,6-Bisphosphat)

4.83 Welche Intermediärprodukte regulieren die Gluconeogenese ?

Aktivatoren: Acetyl-CoA, ATP
Hemmer: ADP, Fructose-2,6-bisphosphat

4.84 Was versteht man unter dem Glucose-Alanin-Zyklus ?

Glucose wird im Muskel zu Pyruvat abgebaut und durch Transaminierung (ALT) zu Alanin umgesetzt. Alanin wird zur Leber transportiert. In der Leber findet eine weitere Transaminierung statt, dabei entsteht Pyruvat, welches in der Gluconeogenese zu Glucose metabolisiert wird.

Insulin und Diabetes mellitus

4.85 Erläutern Sie die Biosynthese und den chemischen Aufbau des Insulins.

- Ribosomale Synthese des Präproinsulins (107 AS)
- Transport des Präproinsulins ins ER
- Im ER und Golgi-Apparat: Entfernung der Signalsequenz, Faltung, Disulfidbrücken, es entsteht Proinsulin
- Golgi-Apparat, β-Granula: Proinsulin (81 AS)→ C-Peptid wird abgetrennt
- Insulin: A-Kette (21 AS), B-Kette (30 AS), beide Ketten über 2 Disulfidbrücken miteinander verbunden, innerhalb der A Kette existiert eine weitere Disulfidbrücke

4.86 Nennen Sie typische posttranslationalen Modifikationen des Insulin-Moleküls ?

- Bildung von Disulfidbrücken
- limitierte Proteolyse

4.87 Erläutern Sie den Aufbau und die Funktion des Insulinrezeptors.

Aufbau:

- 2 α-Ketten: Bindung des Insulin,
- 2 β-Ketten: Tyrosinkinase-Aktivität
- α- und β-Ketten sind über Disulfidbrücken verbunden. Ferner existiert eine Disulfidbrücke zwischen den alpha-Ketten

Funktion:
Insulin bindet an die α-Untereinheiten. Danach erfolgt eine Autophosphorylierung von Tyrosinresten der β-Ketten, wodurch die Tyrosin-Kinase-Aktivität zunimmt. In der Folge werden andere Proteine phosphoryliert (insbesondere das Insulin-Rezeptor-Substrat), die das Signal in die Zelle weitergeben.

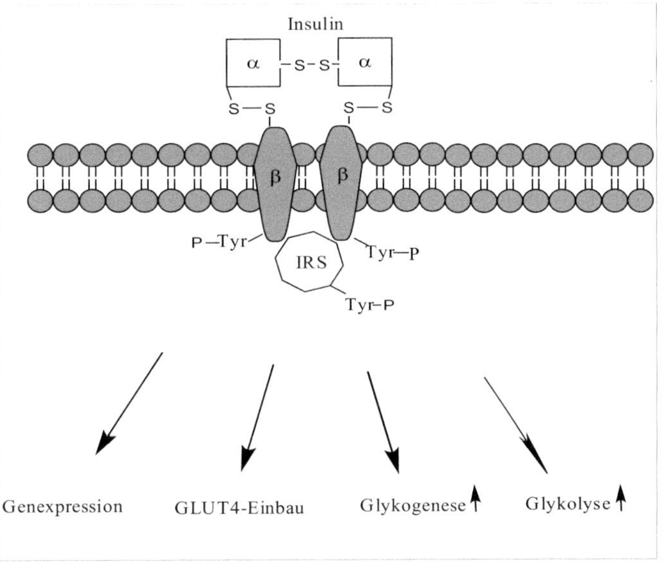

4.88 a) Wie unterscheiden sich die beiden Formen des Diabetes mellitus ätiologisch ? b) Wie kommt es zum Symptom der Polyurie ? c) Wieso entsteht eine Azidose ?

a) Typ 1: Absoluter Insulinmangel (Autoimmunerkrankung); Typ 2: Relativer Insulinmangel durch „Down-Regulation" von Insulin-Rezeptoren

b) Durch den hohen Blutglucosespiegel resultiert ab ca. 180 mg/dl eine Glucosurie, da die Rückresorptionskapazität für Glucose in den proximalen Nierentubuli begrenzt ist. Die nicht resorbierte Glucose ist osmotisch aktiv und induziert eine osmotische Diurese

c) Ketoazidose: Durch den Insulinmangel kommt es zu einem gesteigerten Abbau von Fetten, und zwar durch eine Stimulation der hormonsensitiven Lipase der Adipozyten. In der Folge kommt es zur Ketonkörperbildung. Durch die Wasserverluste tritt eine gestörte Mikrozirkulation auf, die zusätzlich zu einer Laktazidose führt.

4.89 a) In welchem Bereich liegt der Blutglucosespiegel beim Gesunden ? b) Welche Konsequenzen hat ein Anstieg des Blutglucosespiegel über 10 mM oder 180 mg/100ml ?

a) 60 -100 mg/dl (nüchtern); b) Glucosurie durch die begrenzte Rückresorptionskapazität für Glucose in den proximalen Tubuli der Niere

4.90 Wieso beobachtet man erst bei stark erhöhtem Blutglukosespiegel eine Glukosurie ?

Glucose wird in den Nieren glomerulär filtriert und bei normalem Blut-Glc-Spiegel nahezu quantitativ in den proximalen Tubuli rückresorbiert. Erst bei erschöpfter Rückresorptionskapazität im proximalen Tubulus kommt es zur Glucosurie. Die Glucoseschwelle liegt bei 180 mg/dl.

4.91 Welchen Einfluss hat Insulin auf den Fettstoffwechsel ?

Fettsäuresynthese ↑: Acetyl-CoA-Carboxylase wird stimuliert
Abbau von Triglyceriden ↓: Hormonsensitive Lipase wird gehemmt

4.92 Beschreiben Sie den Mechanismus, über den Insulin den Fettstoffwechsel in Adipozyten reguliert.

Hemmung der hormonsensitiven Lipase durch Dephosphorylierung (niedriger cAMP Spiegel durch erhöhte Phosphodiesteraseaktivität)

4.93 Erläutern Sie die schnellen und langsamen regulatorischen Wirkungen des Insulins im Stoffwechsel.

Schnelle Wirkung durch Interkonversion: Einbau von GLUT 4-Transportern in Membranen, Förderung der Glykolyse, Glykogenaufbau, Hemmung des Fettsäureabbaus, Förderung der Fettsäuresynthese

Langsame Wirkung durch Induktion: Induktion von Enzymen der Glykolyse, des Glykogenaufbaus, Fettsäurenaufbaus, Repressor der Enzyme der Gluconeogenese

4.94 Wie beeinflusst Insulin die Glukoseaufnahme in die Zelle ?

- Einbau von GLUT 4 in die Zellmembran
- Enzyminduktion: Glucokinase und Hexokinase

4.95 Wie gelangt Blutglucose in eine Skelettmuskel- oder Fettzelle ?

über den Glucosetransporter GLUT 4 (insulinabhängig) nach dem Prinzip der erleichterten Diffusion

4.96 Über welchen Mechanismus wird Insulin aus den β-Zellen des Pankreas freigesetzt ?

Glucoseeinstrom über GLUT 2 in β-Zellen des Pankreas→ ATP steigt → ATP abhängige K^+-Kanäle schließen → Depolarisation → Ca^{2+}-Einstrom → Freisetzung von gespeichertem Insulin aus Vesikeln

4.97 Über welche Mechanismen kann der Blutglukosespiegel a) rasch und b) langsam angehoben werden?

schnell: Glykogenabbau; langsam: Gluconeogenese

4.98 Nennen Sie die Hormone, die in den Langerhans'schen Inseln des Pankreas gebildet werden.

Insulin (senkt den Blut-Glc-Spiegel), Glukagon (erhöht den Blut-Glc-Spiegel), Somatostatin (hemmt die Freisetzung des Wachstumshormons)

4.99 a) Erläutern Sie die Ätiologie des metabolischen Syndroms. b) Welche Symptome sind typisch für dieses Krankheitsbild ?

a) Adipositas (insbesondere stammbetonte Fettsucht), genetische Faktoren b) gleichzeitiges Vorkommen von verschiedenen Stoffwechselerkrankungen (Adipositas, Diabetes mellitus Typ 2, Fettstoffwechselstörungen, Hypertonie)

Pyruvat-DHG-Reaktion

4.100 Was sind die Substrate und Produkte der Pyruvatdehydrogenase (PDH) Reaktion ? b) In welchen Zellorganellen findet die Reaktion statt ?

a) Substrate: Pyruvat, HSCoA, NAD+; Produkte: Acetyl-CoA, CO2, NADH+H+ b) mitochondriale Matrix

4.101 Nennen Sie die Cofaktoren der Pyruvat-Dehydrogenase. Welche dieser Cofaktoren werden aus Vitaminen gebildet ?

Thiaminpyrophosphat (TPP), Liponsäureamid, FAD, NAD^+, Coenzym A :

- Vitamin B_1 (Thiamin): TPP
- Vitamin B_2 (Riboflavin): FAD
- Pantothensäure: HS-CoA
- Niacin: NAD+

4.102 Beschreiben Sie die Reaktionskaskade der Pyruvatdehydrogenase Reaktion.

1. Decarboxylierung mit Hilfe von Thiaminpyrophosphat (TPP)
2. Oxidation von Acetaldehyd zu Acetat mit Hilfe von Liponsäureamid
3. Übertragung des Acetatrestes von Liponsäureamid auf HS-CoA
4. Regeneration der oxidierten Form von Liponsäureamid mit FAD und NAD^+

4.103 Erläutern Sie die reversible Veränderung von Liponsäureamid in der PDH-Reaktion.

Liponsäureamid liegt in oxidierter Form vor und fungiert als Oxidationsmittel für Acetaldehyd. Die in diesem Redoxprozess entstehende reduzierte Form von Liponsäureamid wird anschließend wieder mittels FAD und NAD+zur oxidierten Form regeneriert.

4.104 Welche Stoffwechselwege werden durch die Pyruvatdehydrogenase Reaktion verbunden ?

Verbindung zwischen Glykolyse und Citratzyklus

4.105 a) Erläutern Sie den Transport von Pyruvat in die Mitochondrien. b) Wie kann Pyruvat in den Mitochondrien metabolisiert werden ?

a) durch den Pyruvat/H^+-Symporter b) Umsetzung in der PDH Reaktion unter Bildung von Acetyl-CoA oder in der Pyruvat-Carboxylase-Reaktion unter Bildung von Oxalacetat in der Gluconeogenese

4.106 Erläutern Sie die regulatorische Funktion von ATP und Acetyl-CoA für die Pyruvatdehydrogenase Reaktion.

ATP: Hemmung bei hoher Energieladung; Acetyl-CoA: Endprodukthemmung

4.107 Nennen Sie Stoffwechselwege, bei denen als Endprodukt Acetyl-CoA entsteht ?

Aminosäurenabbau, β-Oxidation von Fettsäuren, PDH-Reaktion

Citratzyklus

4.108 In welchen Reaktionen des Citratzyklus entstehen energiereiche Verbindungen ?

- Malat-Dehydrogenase (NADH+H^+)
- α-Ketoglutarat-Dehydrogenase (NADH+H^+)
- Isocitratdehydrogenase (NADH+H^+)
- Succinat-Thiokinase (GTP)
- Succinat-Dehydrogenase (FADH2)

4.109 Welche energiereiche Verbindung des Citratzyklus wird in einer Substratkettenphosphorylierung gebildet ?

GTP

4.110 Welche Redoxäquivalente werden im Citratzyklus gebildet ?

NADH+H^+, $FADH_2$

4.111 Welche Intermediärprodukte des Citratzyklus entstehen durch Redoxreaktionen?

- α-Ketoglutarat
- Succinyl-CoA
- Oxalacetat
- Fumarat

4.112 Beschreiben Sie die Reaktion von Malat zu Oxalacetat im Citratzyklus.

Malat wird durch die Malat-Dehydrogenase zu Oxalacetat oxidiert. Dabei wird NAD^+ zu $NADH+H^+$ reduziert.

Malat (Reduktionsmittel) + NAD^+ (Oxidationsmittel) → Oxalacetat + $NADH+H^+$

4.113 Nennen Sie Beispiele für Intermediärprodukte des Citratzyklus mit 4, 5 und 6 C-Atomen.

Malat: 4 C-Atome; α-Ketoglutarat: 5 C-Atome; Citrat: 6 C-Atome

4.114 Welche Reaktion des Citratzyklus ist eine Substratkettenphosphorylierung ?

Succinat-Thiokinase-Reaktion:
Succinyl-CoA + GDP + Pi → Succinat + GTP + HSCoA

Energieausbeute:
Pro mol Succinyl-CoA entsteht 1 mol GTP.

4.115 a) Erläutern Sie den Begriff „Substratkettenphosphorylierung" und b) nennen Sie Beispiele.

a) Die Substratkettenphosphorylierung ist eine ATP-Erzeugung, bei der eine energiereiche phosphorylierte Verbindung den Phosphatrest auf ADP oder GDP überträgt oder eine energiereiche Verbindung gespalten wird und die freigesetzte Energie für die ATP (GTP)-Synthese aus ADP (GDP) und Pi benutzt wird. b) Pyruvat-Kinase (Glykolyse), Succinat-Thiokinase (Citratzyklus)

4.116 a) Welches Enzym gehört zum Citratzyklus und zur Atmungskette ?
b) Beschreiben Sie die Reaktion, die von diesem Enzym katalysiert wird.
c) Welche Bedeutung hat diese Reaktion in der Atmungskette ?

a) Succinat-Dehydrogenase; b) Succinat + FAD → Fumarat + $FADH_2$; c) Die Succinat-Dehydrogenase Reaktion liefert $FADH_2$, welches in der Atmungkette zur Reduktion von Ubichinon im Komplex II verwendet wird. Der Umsatz von $FADH_2$ in der Atmungskette liefert pro mol $FADH_2$ zwei mol ATP.

4.117 a) Nennen Sie die zwei wichtigsten Reaktionstypen im Citratzyklus. b) Wie häufig laufen diese Reaktionen pro Zyklus ab ?

4 Redoxreaktionen: Isocitrat-DHG, α-Ketoglutarat-DHG, Succinat-DHG, Malat-DHG
3 Hydratisierung/Dehydratisierung: Dehydratisierung von Citrat zu cis-Aconitat; Hydratisierung von cis- Aconitat zu Isocitrat; Hydratisierung von Fumarat zu Malat

4.118 a) Wie viele Redoxreaktionen findet man im Citratzyklus ? b) In wie vielen Reaktionen wird decarboxyliert ? b) Nennen Sie die Schrittmacherenzyme des Citratzyklus.

a) 4 b) 2 b) Isocitrat-Dehydrogenase, Citrat-Synthase, Succinat-Dehydrogenase

4.119 a) Nennen Sie Beispiele für anaplerotische Reaktionen im Citratzyklus. b) An welcher anaplerotischen Reaktion ist Biotin beteiligt ?

a) Transaminierungsreaktionen (Oxalacetat, α-Ketoglutarat), Pyruvat-Carboxylase-Reaktion (Oxalacetat)
b) die Pyruvat-Carboxylase-Reaktion ist biotinabhängig. Biotin aktiviert als Coenzym CO_2 für die nachfolgende Carboxylierung von Pyruvat.

4.120 Erläutern Sie die Bedeutung des Citratzyklus für die Häm-Biosynthese ?

liefert Succinyl-CoA für die δ-Aminolävulinsäuresynthetasereaktion

4.121 Welche Aminosäuren können direkt zu Metaboliten des Citratzyklus umgesetzt werden ?

Glutamat: α-Ketoglutarat; Aspartat: Oxalacetat

4.122 Durch welche Reaktion ist die β-Oxidation mit dem Citratzyklus verbunden?

Thiolase-Reaktion

4.123 a) Wie beeinflusst ein Mangel an Oxalacetat den Stoffwechsel und b) wie kann in einer anaplerotischen Reaktion Oxalacetat nachgeliefert werden?

a) Der Citratzyklus wird gehemmt, da Oxalacetat als Reaktionspartner für Acetyl-CoA für den ersten Schritt des Citratcyclus fehlt.
b) durch die Pyruvat-Carboxylase-Reaktion oder durch Transaminierung von Aspartat

4.124 a) Welche Vitamine sind für die anaplerotischen Reaktionen zur Auffüllung des Oxalacetatpools wichtig ? b) Wie kann Oxalacetat metabolisiert werden ?

a) Biotin als Coenzym der Pyruvat-Carboxylase-Reaktion und Pyridoxalphosphat (Vit B6) als Coenzym der Aspartattransaminase
b) Citratzyklus (energetische Nutzung), Gluconeogenese, Synthese von Aspartat

5 Lipide

Fettsäuren

5.1 Erläutern Sie den Zusammenhang zwischen dem Schmelzpunkt und der chemischen Struktur der Fettsäuren.

Der Schmelzpunkt der Fettsäuren ist von der Kettenlänge und der Anzahl der Doppelbindungen abhängig. Je länger die Fettsäuren sind und je geringer die Anzahl der Doppelbindungen ist, desto größer ist der Schmelzpunkt. Die entscheidenden intermolekularen Wechselwirkungen sind van-der-Waals-Kräfte, die auf der elektrostatischen Wechselwirkung temporärer und induzierter Dipole unpolarer Verbindungen basieren. Mit zunehmender Molekülgröße nimmt die Polarisierbarkeit zu. Ferner werden van-der-Waals-Kräfte abgeschwächt, wenn aus sterischen Gründen eine Annäherung der Moleküle erschwert ist. Dies findet man beim Vorliegen von Doppelbindungen.

5.2 Wodurch unterscheiden sich die Palmitinsäure und die Arachidonsäure hinsichtlich der chemischen Struktur und zu welcher Stoffklasse gehören diese Verbindungen ?

Palmitinsäure: C-16, gesättigt
Arachidonsäure: C-20, vierfach ungesättigt
beide Verbindungen sind Fettsäuren

5.3 a) Wie sind die Stearinsäure, Ölsäure, Linolsäure und Linolensäure chemisch aufgebaut ? b) Wie wird die Fluidität einer Membran verändert, wenn vermehrt Linolsäure statt Stearinsäure vorliegt ?

a)
Stearinsäure: C-18, gesättigt (keine Doppelbindungen)
Ölsäure: C18, einfach ungesättigt in Position C-9
Linolsäure: C-18, 2 Doppelbindungen in Position 9 und 12
Linolensäure: C-18, 3 Doppelbindungen in den Positionen 9, 12, 15
b) Je höher der Anteil an ungesättigten Fettsäuren ist, desto höher ist die Fluidität der Membran (Abschwächung von van-der-Waals-Kräften)

5.4 a) Welche Fettsäure ist Hauptprodukt der Fettsäurenbiosynthese ? b) Nennen Sie drei Unterschiede dieser Fettsäure im Vergleich zur Linolensäure.

a) Palmitinsäure

b)

	Palmitinsäure	Linolensäure
Anzahl der C-Atome	16	18
Anzahl der Doppelbindungen	0	3
essentiell	nein	ja (α-Linolensäure !)

5.5 Wie verändert sich die Fluidität einer Membran bei a) einem geringen Anteil an gesättigten Fettsäuren und b) bei einem hohen Anteil langkettiger Fettsäuren ? c) Wie verändert sich die Fluidität, wenn der Anteil an Cholesterin erniedrigt wird ?

a) Fluidität nimmt zu b) Fluidität nimmt ab c) Die Fluidität nimmt bei einem hohen Anteil gesättigter Fettsäuren und niedrigen Cholesterinanteil in der Membran ab, da Van-der-Waalskräfte verstärkt werden. Bei einem hohen Anteil ungesättigter Fettsäuren in der Membran nimmt die Fluidität mit sinkendem Cholesterinanteil zu, da Cholesterin mit seiner starren Ringstruktur in Membranen mit hohem Polyensäureanteil die Fluidität vermindern würde.

5.6 Welche Bedeutung hat Albumin im Fettsäurenstoffwechsel ?

Albumin transportiert freie Fettsäuren im Blut

Triglyceride und Fettverdauung

5.7 a) Erläutern Sie die Begrifflichkeit „Fett" im chemischen Sinne. b) Wie werden Nahrungsfette nach der Resorption abtransportiert ? c) Aus welchen Stoffklassen besteht diese Transportform und wie unterscheiden sich diese Stoffklassen chemisch ?

a) Fette oder Lipide sind eine hinsichtlich des chemischen Aufbaus heterogene Gruppe von Verbindungen, die durch den Besitz von lipophilen Gruppen charakterisiert sind. Dadurch ergibt sich eine gute Löslichkeit in organischen Lösungsmitteln, wie Ether und Chloroform, bei weitgehender Wasserunlöslichkeit. b) als Lipoproteine (Chylomikronen) c) Proteine: hydrophil, polymer; Lipide: hydrophob, monomer

5.8 Was sind die Vorteile der Triacylglyceride als Energiespeicher im Vergleich zum Glycogen ?

- höhere Energiedichte
- nicht hydrophil und damit nicht osmotisch aktiv

5.9 Zeichnen Sie die Strukturformel eines Monoacylglycerols.

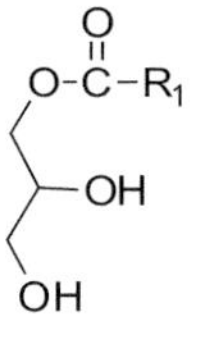

R_1: Fettsäurerest

5.10 Welche Enzymen sind für die Hydrolyse von Triacylglyceriden verantwortlich ?

Lipasen

5.11 Nennen Sie die Endprodukte des hydrolytischen Abbaus eines Triglycerids mit Pankreaslipase?

Fettsäuren und Glycerin

5.12 Weshalb sind Triglyceride für die Gluconeogenese bedeutsam, während Fettsäuren nicht zu Glucose umgewandelt werden können ?

Das beim Triglyceridabbau anfallende Glycerol kann für die Gluconeogenese verwendet werden, wobei folgende enzymatische Umsetzungen erfolgen:
Glycerol → Glycerol-3-phosphat **(Glycerol-Kinase)**
Glycerol-3-phosphat→ Dihydroxyacetonphosphat (**Glycerol-3-Phosphat-DHG)**
Dihydroxyacetonphosphat kann in der Gluconeogenese weiterreagieren.
Fettsäuren werden zu Acetyl-CoA abgebaut. Es existiert kein Weg der de-novo-Synthese von Glucose aus Acetyl-CoA, so dass Fettsäuren nicht in Glucose umgewandelt werden können. Eine Ausnahme sind ungeradzahlige Fettsäuren. Das im letzten Abbauschritt entstehende Propionyl-CoA wird zu Succinyl-CoA , einem Metaboliten des Citratzyklus, metabolisiert. Somit ist eine Weiterreaktion in der Gluconeogenese möglich. Ungeradzahlige Fettsäuren sind allerdings selten, so dass dieser Weg von geringer praktischer Bedeutung für die Glucosesynthese aus Nichtkohlenhydratvorstufen ist.

5.13 Wo werden Gallensäure gebildet und welche Funktion haben sie ?

Gallensäuren fungieren wegen des amphiphilen Charakters als Emulgatoren und sind an der Mizellenbildung im Rahmen der Fettverdauung beteiligt. Der Bildungsort der Gallensäuren ist die Leber.

5.14 a) Was ist ein „enterohepatischer Kreislauf" und b) für welche Verbindungen findet man einen derartigen Kreislauf ?

a) Abgabe von Substanzen mit der Gallenflüssigkeit in den Darm und die nachfolgende Reabsorption in tieferen Darmabschnitten b) Gallensalze, Bilirubin, Vitamin B12

5.15 a) Welche Sekrete sind für die Fettverdauung erforderlich ? b) Nennen Sie die jeweils verdauungsphysiologisch wirksamen Komponenten dieser Sekrete.

a) Gallenflüssigkeit, Pankreassekret b) Gallensalze (Emulgator), Pankreassekret: Lipasen, Colipase

Phosphoglyceride, Sphingolipide und biologische Membran

5.16 Beschreiben Sie die chemische Struktur der Glycerolipide und nennen Sie den Syntheseort dieser Verbindungen.

Triglyceride: Glycerol verestert mit drei Fettsäuren
Phosphoglyceride: Glycerol verestert mit zwei Fettsäuren; ein Phosphorsäureester mit Glycerol und ein Phosphorsäureester mit einem zusätzlichen Alkohol (z.B.: Cholin)
Syntheseort: glattes Endoplasmatisches Retikulum

5.17 Welche Phospholipasen werden unterschieden ?

Phospholipase A_1:Spaltet die Esterbindung am ersten C-Atom des Phospholipids
Phospholipase A_2: Spaltet die Esterbindung am zweiten C-Atom des Phospholipids
Phospholipase B: Abspaltung von Fettsäuren an C_1 und C_2
Phospholipase C: Spaltet die Esterbindung zwischen der C-3-OH-Gruppe des Glycerols und Phosphat (z.B.: Spaltung von Phosphatidylinositol)
Phospholipase D: Spaltung des Phosphorsäureesters zwischen Phosphat und dem zusätzlichen Alkohol (häufiges Substrat ist Phosphatidylcholin; Cholin wird unter Bildung von Phosphatidsäure abgetrennt)

5.18 Nennen Sie drei Phospholipide.

Phosphatidylcholin (Lecithin), Phosphatidylinositol, Sphingomyelin, Cardiolipin

5.19 a) Erläutern Sie die Struktur des Sphingosins unter Berücksichtigung der funktionellen Gruppen. b) Nennen Sie ein Beispiel für ein Sphingolipid.

a) Hydroxylgruppe und Aminogruppe b) Sphingomyelin

5.20 Aus welchen Bausteinen besteht a) Ceramid und b) ein Gangliosid ?

a) Sphingosin, Fettsäure b) Ceramid + Oligosaccharid

5.21 a) In welchen Kompartimenten der Zelle findet man Sphingolipide ? b) Wo erfolgt der Abbau dieser Lipide ?

a) hauptsächlich in Membranen b) Lysosomen

5.22 a) Erläutern Sie die Begrifflichkeit „amphiphile Natur eines Phospholipids“. b) Wieso ist diese Eigenschaft für ein Membranlipid wichtig ?

a) Phospholipide besitzen hydrophile (Phosphat, Cholin, Inositol etc.) und hydrophobe (Fettsäuren) Molekülbestandteile. b) Verbindung zum hydrophilen Bereich des Cytosols und des Extrazellulärraums und andererseits Verbindung zum lipophilen Innenbereich der Membran

5.23 Wie sind a) Glycerophospholipide, b) Sphingophospholipide und c) Glycolipiden aufgebaut ?

Glycerophospholipide: Glycerol + Fettsäuren + Phosphat+Alkohol (z.B. Cholin, Inositol)
Sphingophospholipide (Sphingomyelin): Sphingosin + Fettsäure + Phosphorylcholin
Glykolipide (Cerebroside und Ganglioside): Sphingosin + Fettsäure + Mono-/Oligosaccharid

5.24 Nennen Sie jeweils ein Lipid, das als Baustein Glycerin, Isopren oder Sphingosin enthält.

Glycerin: Triglyceride, Isopren: Cholesterin, Sphingosin: Sphingolipide

5.25 Welches der folgenden Lipide kommt ausschließlich als Bestandteil der Mitochondrienmembran vor ? A: Cerebrosid, B: Cholesterinester, C: Phosphatidylcholin, D: Cardiolipin, E: Sphingomyelin

D: Cardiolipin

5.26 Nennen Sie drei Funktionen von Lipiden.

Bestandteil biologischer Membranen, Energielieferant, Ausgangssubstanz für Hormone (Eikosanoide), Ausgangssubstanz für second messenger (IP_3)

5.27 a) Was ist der Hauptbestandteil von Surfactant ? b) Welche Zellen bilden Surfactant und c) welche Konsequenzen hat ein Surfactant Mangel ?

a) Phospholipide b) Pneumozyten Typ II c) Alveolen kollabieren bei Exspiration

5.28 Erläutern Sie graphisch den Unterschied zwischen Liposomen und Mizellen.

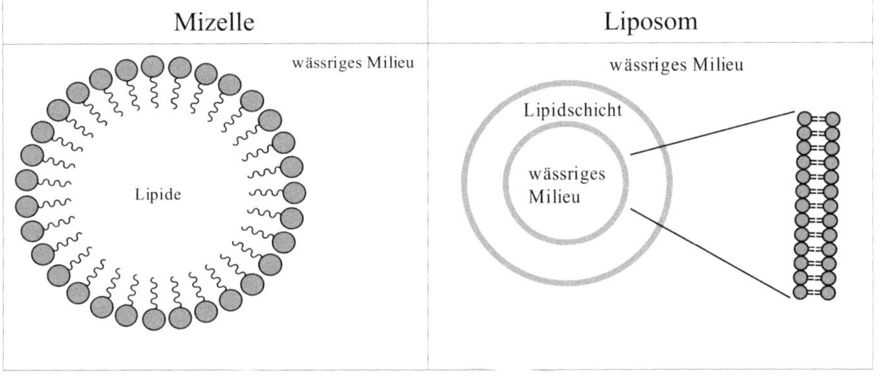

5.29 Nennen Sie drei Signalsubstanzen, die aus Membranbausteinen gebildet werden.

IP3 (Inositoltriphosphat), DAG (Diacylglycerol), α-G-GTP (α-Untereinheit eines G-Proteins)

5.30 a) Welche Produkte entstehen durch enzymatische Umsetzung von Phosphatidylinositol-4,5-bisphosphat durch die Phospholipase C ? b) Wo sind diese Produkte lokalisiert bzw. wo entfalten sie ihre Wirkung ?

a) IP3, Diacylglycerol b) Diacylglycerol (Membran), IP3 (Cytosol, wirkt auf das SR →Freisetzung von Calcium)

5.31 Auf welcher Seite der Plasmamembran sind Phosphatidylcholin, Phosphatidylserin, Sphingomyelin und Phosphatidylinositol-4,5-bisphosphat lokalisiert ?

zum EZR ausgerichtet: Phosphatidylcholin, Sphingomyelin;
zum Cytosol ausgerichtet: Phosphatidylinositol-4,5-bisphoshat, Phosphatidylserin

5.32 Erklären sie die Begrifflichkeit „Asymmetrie einer Membran“.

Unterschiedliche Verteilung der Lipide und Proteine innerhalb der Membran:
außen (zum Extrazellulärraum (EZR)): Glykolipide, Phosphatidylcholin, Sphingomyelin, Glykoproteine
• Glykoproteine, die zum EZR ausgerichtet sind, spielen z.B. eine Rolle bei der Zelladhäsion.
innen (zum Cytosol): Phosphatidylinositol, Phosphatidylethanolamin, Phosphatidylserin
• Phosphatidylinositol ist Ausgangssubstanz des second messengers IP3 und ist daher zum Cytosol ausgerichtet.

Cholesterin befindet sich auf beiden Seiten.

Eikosanoide

5.33 a) Welche Funktionen haben Eikosanoide ? b) Aus welcher Verbindung werden Eicosanoide gebildet und c) wo ist der Syntheseort ?

a) Proinflammatorisch, Bronchodilatation, Salzsäurebildung (Magen), Vasokonstriktion (Thromboxan), Hemmung der Thrombozytenaggregation (Prostacycline)
b) Arachidonsäure
c) Glattes Endoplasmatisches Retikulum

5.34 Welche Enzyme katalysieren die Synthese der Eicosanoide ?

Cyclooxygenase: Prostaglandine, Prostacycline, Thromboxane
Lipoxygenase: Leukotriene

5.35 a) Aus welchen Ursprungsverbindungen stammt das Substrat der Cyclooxygenase ? b) Durch welches Medikament wird das Enzym gehemmt ? c) Wie nennt man den Mechanismus der Enzymhemmung ? d) Kann eine Erhöhung der Substratkonzentration die Inhibition aufheben ?

a) Arachidonsäure; stammt aus Phosphoglycerolipiden der Zellmembran b) Aspirin c) irreversible Inhibition („Suizidhemmung“) d) Nein, da Aspirin eine kovalente irreversible Modifikation im aktiven Zentrum des Enzyms verursacht. Eine Aufhebung der Inhibitorwirkung durch Erhöhung der Substratkonzentration ist nur bei einer kompetitiven Hemmung möglich.

5.36 Erläutern Sie den Wirkmechanismus von Aspirin.

Aspirin bewirkt eine Acetylierung eines Serinrestes im aktiven Zentrum der Cyclooxygenase. Diese Veränderung ist irreversibel (Suizidhemmung).

5.37 Welche Phospholipase ist für die Freisetzung von Arachidonsäure aus Phosphoglycerolipiden wichtig ?

Phospholipase A2

5.38 Weshalb kann ein alimentärer Linolsäuremangel die Prostaglandinsynthese beeinträchtigen ?

Aus Linolsäure kann im Stoffwechsel die Arachidonsäure synthetisiert werden. Die Arachidonsäure ist wiederum Ausgangssubstanz der Prostaglandinsynthese. Falls bei einem Linolsäuremangel nicht ausreichend Arachidonsäure in der Nahrung vorhanden ist, fehlt das Substrat für die Eikosanoidsynthese.

5.39 Weshalb hat Aspirin keinen Einfluss auf die Leukotriensynthese ?

Aspirin hemmt die Cyclooxygenase durch Acetylierung eines Serinrestes im aktiven Zentrum des Enzyms. Die Cyclooxygenase katalysiert die Synthese der Prostaglandine, während Leukotriene durch die Lipoxygenase gebildet werden, die nicht durch Aspirin gehemmt werden kann. Beide Eikosanoidklassen werden aus der Arachidonsäure gebildet.

β-Oxidation

5.40 a) Welche Hormone beeinflussen die Lipolyse in Fettzellen ? b) Beschreiben Sie die Signaltransduktion in der Zelle. c) Wie werden die freigesetzten Fettsäuren metabolisiert ?

a) Adrenalin, Noradrenalin, Glukagon, ACTH; b) die hormonsensitive Lipase (HSL) wird durch Phosphorylierung aktiviert c) durch β-Oxidation zu Acetyl-CoA abgebaut oder an Albumin gebunden im Blut abtransportiert

5.41 Welchen Einfluss haben Glukokortikoide auf die Lipolyse in Adipozyten ?

Induktion der hormonsensitiven Lipase und dadurch gesteigerte Lipolyse

5.42 Beschreiben Sie die drei wesentlichen Abschnitte beim Fettsäurenabbau.

- Aktivierung der Fettsäuren durch die Acyl-CoA-Sythetase
- Translokation der Fettsäuren mittels Carnitin
- β-Oxidation

5.43 a) Durch welches Enzym werden Fettsäuren für den Abbau aktiviert ? b) Nennen Sie das Produkt dieser Reaktion und c) das Zellkompartiment des Fettsäurenabbaus.

a) Acyl-CoA-Synthetase b) Acyl-CoA c) cytoplasmatische Seite der äußeren Mitochondrienmembran

5.44 Welche Bedeutung hat die Pyrophosphatase bei der Aktivierung von Fettsäuren für die β-Oxidation ?

Die Synthese von Acyl-CoA erfolgt über Acyl-Adenylat unter Verbrauch von ATP und Bildung von Pyrophosphat (PP_i). Nachfolgend entsteht Acyl-CoA, wobei diese Reaktion erst durch die PPi-Hydrolyse ermöglicht wird (energetische Kopplung).

5.45 Erläutern Sie den Transport von Fettsäuren aus dem Cytosol in die Mitochondrien ?

Zunächst werden die Fettsäuren durch die Acyl-CoA-Synthetase über die intermediäre Bildung von Acyl-Adenylat zu Acyl-CoA aktiviert.
Acyl-CoA reagiert mit Carnitin in der Acyl-Carnitin-Transferase-1-Reaktion (cytosolische Seite der inneren Mitochondrienmembran) zu Acyl-Carnitin.
Acyl-Carnitin wird durch die Translokase in die mitochondriale Matrix transportiert und dort durch die Acyl-Carnitin-Transferase-2 wieder zu Acyl-CoA umgesetzt.
Anschließend erfolgt die β-Oxidation.

5.46 a) In welchen Kompartimenten der Zelle findet der Abbau von Fettsäuren statt ? b) Erklären Sie den Begriff „β-Oxidation". c) Nennen Sie das Schlüsselenzym der β-Oxidation.

a) Mitochondrien und Peroxisomen (für langkettige FS ab C22) b) die Oxidation findet am β-C-Atom der Fettsäure statt c) Carnitin-Acyl-Transferase-1 (gehemmt durch Malonyl-CoA)

5.47 Beschreiben Sie die Unterschiede beim Abbau von Fettsäuren in den Mitochondrien und Peroxisomen.

In den Peroxisomen werden nur langkettige oder verzweigte Fettsäuren oxidiert. Acyl-CoA wird in beiden Kompartimenten in der Acyl-CoA-Dehydrogenase-Reaktion zu trans-Δ^2-Enoyl-CoA oxidiert. Als Oxidationsmittel wird dabei FAD zu $FADH_2$ reduziert.

Allerdings ist die Regeneration von FAD unterschiedlich:
In den Peroxisomen wird $FADH_2$ zu FAD oxidiert, indem O_2 zu H_2O_2 reduziert wird, wobei anfallendes H_2O_2 durch die Katalase zu H_2O und O_2 umgesetzt wird.
In den Mitochondrien erfolgt die Regeneration von FAD in der Atmungskette.

5.48 a) Nennen Sie das Endprodukt der β-Oxidation. b) Wie wird dieses Endprodukt im Energiestoffwechsel weiter metabolisiert ?

a) Acetyl-CoA; b) Reaktion mit Oxalacetat unter Bildung von Citrat (Citratzyklus)

5.49 Welche drei Produkte entstehen in einem Zyklus der β-Oxidation ?

Acetyl-CoA, $FADH_2$, $NADH+H^+$

5.50 a) Nennen Sie die Produkte, die beim mitochondrialen Abbau von Stearinsäure gebildet werden. b) Wie werden diese Produkte weiter verstoffwechselt ? Nennen Sie jeweils eine Beispiel.

a) Stearinsäure (C18-Fettsäure) wird zu 9 mol Acetyl-CoA abgebaut, wobei Redoxäquivalente entstehen, nämlich 8 mol $NADH+H^+$ und 8 mol $FADH_2$.
b) Acetyl-CoA: Citratzyklus; $NADH+H^+$ und $FADH_2$: Atmungskette (ATP-Erzeugung)

5.51 Beschreiben Sie den ersten Schritt der β-Oxidation von aktivierten Fettsäuren (Acyl-CoA) in den Mitochondrien.

Acyl-CoA wird in der Acyl-CoA-Dehydrogenase-Reaktion umgesetzt. Dabei wird oxidativ eine Doppelbindung durch Dehydrierung eingefügt. Es entsteht trans-Δ^2-Enoyl-CoA. Als Oxidationsmittel fungiert das Redoxäquivalent FAD, welches zu $FADH_2$ reduziert wird.

5.52 Wie beeinflussen eine starke Lipolyse und β-Oxidation oder ein ausgeprägter Proteinkatabolismus die Aktivität der Pyruvat-Kinase ?

gesteigerte β-Oxidation: Pyruvat-Kinase wird durch ATP allosterisch gehemmt
gesteigerter Proteinabbau: Alanin ist allosterischer Inhibitor der Pyruvat-Kinase

Alanin und ATP sind Signale für eine hohe Energieladung der Zelle, so dass die Glykolyse gehemmt wird.

Fettsäuresynthese

5.53 a) Welches Redoxäquivalent wird für die Fettsäurebiosynthese benötigt? b) Wie wird dieser Cofaktor gebildet?

a) $NADPH+H^+$ b) Pentosephosphatweg

5.54 Welche Verbindungen sind für die Synthese von Palmitinsäure erforderlich ?

Acetyl-CoA, $NADPH+H^+$, Bicarbonat, ATP

5.55 a) Nennen Sie die Schlüsselreaktion der Fettsäuresynthese. b) In welchem Zellkompartiment findet die Fettsäuresynthese statt ?

a) Acetyl-CoA-Carboxylase-Reaktion b) Cytosol

5.56 a) Erläutern Sie die von der Acetyl-CoA-Carboxylase katalysierte Reaktion. b) Nennen Sie Effektormoleküle dieses Enzyms.

a) Acetyl-CoA + HCO_3^- + ATP → Malonyl-CoA + ADP + Pi : Acetyl-CoA wird biotinabhängig unter ATP-Verbrauch mit Bicarbonat unter Bildung von Malonyl-CoA carboxyliert. b) Negativ: Palmitoyl-CoA, Positiv: Citrat

5.57 Welche Bedeutung hat der Mechanismus der Decarboxylierung bei der Fettsäuresynthese ?

Die Decaboxylierung begünstigt die Kondensation von Acetyl-CoA (Acyl-CoA) und Malonyl-CoA zu Acetoacetyl-ACP (ß-Ketoacyl-ACP)

5.58 Erläutern Sie Unterschiede zwischen der Fettsäuresynthese und dem Fettsäureabbau.

	Fettsäuresynthese	Fettsäureabbau (β-Oxidation)
Kompartiment	Cytosol	Mitochondrien
Redoxäquivalent	NADPH + H^+	FAD und NAD^+
Enzyme	Multienzymkomplex (Fettsäuresynthase)	Einzelenzyme

Ketonkörper und Hungerstoffwechsel

5.59 Beschreiben Sie den Mechanismus der Ketogenese.

2 Acetyl-CoA → Acetoacetyl-CoA (Thiolase)
Acetoacetyl-CoA → Hydroxymethylglutaryl-CoA (HMG-CoA-Synthase)
HMG-CoA → Acetoacetat (HMG-CoA-Lyase)

Acetoacetat kann durch irreversible Decarboxylierung zu Aceton reagieren oder in der β-Hydroxybutyrat-Dehydrogenase-Reaktion mit NADH+H^+ reversibel zu β-Hydroxbutyrat reduziert werden.

5.60 a) Welche Ketonkörper enstehen aus Acetoacetat ? b) Um welche Reaktionstypen handelt es sich jeweils ?

Aceton: Decarboxylierung durch die Acetoacetatdecarboxylase
β-Hydroxybutyrat: Reduktion durch die β-Hydroxybutyrat-Dehydrogenase

5.61 a) Erläutern Sie die physiologische Bedeutung der Ketonkörper ? b) In welchem Organ läuft die Ketogenese ab ?

a) Die Bildung von Ketonkörpern ermöglicht eine Freisetzung von im Acetyl-CoA gebundenem Coenzym-A, da im Hungerstoffwechsel Oxalacetat für die Gluconeogenese verwendet wird und vermindert als Reaktionspartner für Acetyl-CoA im Citratzyklus zur Verfügung steht. Ketonkörper können von bestimmten Geweben (z.B. dem Herzmuskel) als Energiesubstrat utilisiert werden. Einige Gewebe, wie das Gehirn, können sich nach einiger Zeit des Hungerns an die energetische Nutzung von Ketonkörpern adaptieren. b) Leber, mitochondrial

5.62 a) Wie entsteht in der Leber Aceton ? b) Beurteilen Sie Aceton hinsichtlich des physiologischen Brennwerts ?

a) Irreversible Decarboxylierung von Acetoacetat b) Die energetische Nutzung von Ketonkörpern erfordert Acetoacetat. Acetoacetat reagiert mit Succinyl-CoA in der Ketoacyl-CoA-Transferase-Reaktion zu Acetoacetyl-CoA und wird dadurch für die energetische

Nutzung aktiviert. Da die Reaktion von Acetoacetat zu Aceton irreversibel ist, kann Aceton nicht energetisch genutzt werden.

5.63 Was sind die Folgen einer gesteigerten Ketogenese ?

es entsteht eine Ketoazidose

5.64 Beschreiben Sie den Hungerstoffwechsel nach einem Tag bzw. nach mehreren Wochen.

Nach einem Tag:

- Glykogenolyse und gesteigerte Lipolyse unter der Wirkung der Hungerhormone Glucagon und Adrenalin;
- das aus dem Fettabbau anfallende Acetyl-CoA wird zu Ketonkörpern umgesetzt;
- massiver Proteinabbau, um glucoplastische AS für die Gluconeogenese freizusetzen (es werden ca. 85 g Proteine/Tag mobilisiert); dies ist wichtig, um den spezifischen Glucosebedarf (ca. 180 g) bestimmter Gewebe (Gehirn, Erythrozyten etc.) zu decken.

Nach mehreren Wochen:

- vermehrte energetische Nutzung von Ketonkörpern;
- Gehirn und sonstiges Nervengewebe adaptiert sich an die energetische Nutzung von Ketonkörpern;
- Proteinspareffekt der Ketonkörpernutzung: Proteinabbau ca. 20g/Tag;
- spezifischer Glucose-Bedarf kann auf etwa 80 g reduziert werden;
- Grundumsatz reduziert sich von ca. 1800 kcal auf ca. 1000 kcal.

5.65 Was passiert mit dem Speicherfett der Adipozyten bei längerem Fasten ?

Gesteigerte Lipolyse durch Aktivierung der hormonsensitiven Lipase (HSL):
Hungerhormone, wie Adrenalin und Glucagon, induzieren eine Phosphorylierung und Aktivierung der HSL. Triglyceride werden in der Folge vermehrt abgebaut.
Die mobilisierten Fettsäuren werden an Albumin gebunden zu den Geweben transportiert, die diese Fettsäuren energetisch nutzen können (Muskel etc.). Glycerol wird für die Gluconeogenese in der Leber verwendet.
Ketogenese:
Durch ß-Oxidation anfallendes Acetyl-CoA wird in Leber zu Ketonkörpern metabolisiert, die von peripheren Organen energetisch genutzt werden können (z.B. Herzmuskel). Nach längerem Fasten kann sich auch das Nervengewebe an die energetische Nutzung von Ketonkörpern adaptieren.

5.66 Welche Veränderungen im Kohlenhydrat-, Lipid- und Proteinstoffwechsel findet man bei länger andauerndem Fasten ?

Kohlenhydratstoffwechsel: Glykogenolyse ↑, Gluconeogenese ↑
Lipidstoffwechsel: Lipolyse ↑, Ketogenese ↑
Proteinstoffwechsel: proteinkatabole Stoffwechsellage; Freisetzung glucoplastischer AS für die Gluconeogenese

Cholesterin

5.67 a) Über welches Enzym wird die Cholesterin-Biosynthese reguliert ? b) Für welche Medikamentenklasse ist dieses Enzym der Angriffspunkt ?

a) HMG-CoA-Reduktase b) Statine

5.68 a) Bei welcher Biosynthese findet man folgende Metaboliten: Lanosterin, Acetyl-CoA, Isopentenylpyrophosphat und Mevalonat? b) Ordnen Sie diese Metaboliten hinsichtlich des Auftretens in der Biosynthesekette.

a) Cholesterinsynthese
b) 1. Acetyl-CoA, 2. Mevalonat 3. Isopentenylpyrophosphat 4. Lanosterin

5.69 Nennen Sie Biosynthesewege, bei denen Acetyl-CoA utilisiert wird.

Citratzyklus, Cholesterin-Biosynthese, FS-Synthese

5.70 Was ist das Vorläufermolekül der Steroidhormone ? b) Was ist der Baustein dieses Vorläufermoleküls ? c) Wo in der Zelle findet man die Steroidhormonrezeptoren ?

a) Cholesterin b) Acetyl-CoA c) Cytosol

5.71 Erläutern Sie die Biosynthese der Steroidhormonen.

1.Abschnitt: Cholesterinsynthese:
2-Acetyl-CoA → Acetoacetyl-CoA (Thiolase) [im Cytosol]
Acetoacetyl-CoA→ HMG-CoA (HMG-CoA-Synthase)
HMG-CoA→ Mevalonat (HMG-CoA-Reduktase)
Mevalonat → Isopentenyl-PP
Isopentenyl-PP (C5) → Geranyl-PP (C10) [in den Peroxisomen]
Geranyl-PP→ Farnesyl-PP(C15)→Squalen→ Lanosterin → Cholesterin [im ER]

2.Abschnitt: Synthese von Gestagene, Sexualhormonen und Corticosteroiden
Zunächst erfolgt eine Abspaltung der Seitenkette des Cholesterins im Mitochondrium durch die 20,22-Desmolase (Cytochrom P450scc). Es entsteht Pregnenolon (C21). Die nächsten Schritte erfolgen am bzw. im glatten ER und in den Mitochondrien (11ß-Hydroxylase). Durch die 3ß-Hydroxysteroiddehydrogenase wird Progesteron gebildet. Cortisol entsteht aus Progesteron durch Hydroxylierungen (Cytochrom P450 Enzyme) in den Positionen 17α, 21β und 11β.
Aldosteron entsteht aus Progesteron durch Hydroxylierungen in den Positionen 21β, 11β und 18, wobei die C18-OH-Gruppe zu einer Aldehydfunktion oxidiert wird.
Bei der Synthese der Sexualhormone erfolgt eine weitere Kettenverkürzung. Progesteron ist die gemeinsame Vorstufe der Androgene und Estrogene. In den Gonaden folgt auf die 17α-Hydroxylierung des Progesterons eine Abspaltung der C-Atome 20 und 21 unter Bildung von Androstendion (C19) und Testosteron. Estrogene entstehen aus Androgenen durch die Aromatase unter Aromatisierung des A-Ringes des Sterangerüsts. Estrogen besitzen 18 C-Atome.

5.72 Wie übt der Steroidhormon-Rezeptorkomplex prinzipiell seine Wirkung aus ?

Förderung der Transkription eines spezifischen Genabschnitts

5.73 Vergleichen Sie die Lokalisation der Rezeptoren für Insulin und Cortisol.

Insulin: Zellmembran; Cortisol: Cytosol

5.74 Welche Domänen unterscheidet man bei Steroidhormonrezeptoren ?

DNA-Bindungsdomäne (Zink-Finger), Liganden-Bindungsdomäne

6 Atmungskette und Mitochondrien

Atmungskette

6.1 a) Welche Endprodukte entstehen bei vollständiger Verbrennung von Glucose im Stoffwechsel ? b) Führen Sie die an dieser Metabolisierung beteiligten Stoffwechselwege auf.

a) CO_2 und H_2O b) Glykolyse, Pyruvat-Dehydrogenase, Citratzyklus, Atmungskette

6.2 Erklären Sie die Begrifflichkeit „chemiosmotische Theorie".

Der Elektronentransport in der Atmungskette ist mit einem Protonentransport (H^+-Ionen) durch die innere Mitochondrienmembran verbunden. Dadurch entsteht ein Protonengradient über diese Membran, der die Grundlage für die ATP-Synthese ist.

6.3 Was ist die physiologische Funktion des H^+-Gradient im Mitochondrium ?

Beim Elektronentransport in der Atmungskette werden H^+-Ionen in den Intermembranbereich transportiert. Der dadurch entstehende Protonengradient ist die Grundlage für die ATP-Synthese.

6.4 a) Nennen Sie die wesentlichen Abschnitte der oxidativen Phosphorylierung ? b) Welche Funktion hat der Sauerstoff in der Atmungskette ?

a) 1. Elektronentransport über die innere Mitochondrienmembran ; 2. H^+-Gradient; 3. ATP-Synthese
b) letzter Elektronenakzeptor

6.5 Was ist die elektrochemische Grundlage des Elektronentransports in der Atmungskette ?

das positiver werdende Redoxpotenzial der am Elektronentransport beteiligten Redoxsysteme

6.6 a) In welchem Zellkompartiment findet die oxidative Phosphorylierung statt ? b) Nennen Sie mobile Elektronen-Carrier der Atmungskette.

a) innere Mitochondrienmembran b) $NADH+H^+$, $FADH_2$, Ubichinon, Cytochrom c

6.7 Erläutern Sie die elektrochemische Funktion von Sauerstoff in der Atmungskette.

Sauerstoff ist ein gutes Oxidationsmittel.

Das Redoxpotential des Redoxsystems $\frac{1}{2} O_2 + 2 H^+ \rightleftarrows H_2O$ ist positiver als das aller anderen Redoxsysteme in der Atmungskette.

6.8 Welche alternativen Elektronenakzeptor gibt es neben Sauerstoff in der Natur ?

Nitrat (NO_3^-), Sulfat (SO_4^{2-})

6.9 a) Erläutern Sie die Funktion von Nicotinamid-Adenin-Dinukleotid (NAD^+) in der Atmungskette. b) Welcher Molekülteil ist für diese Funktion wichtig ?

a) Redoxäquivalent, Überträger von Elektronen b) Niacin (Nicotinamid)

6.10 a) Welche Eigenschaften haben die Komplexe I, III, und IV der Atmungskette ? b) Welcher Enzymkomplex besitzt dabei das höchste Redoxpotenzial ?

a) Elektronentransport und Protonenpumpen b) Cytochrom-c-Oxidase

6.11 Welcher Komplex der Atmungskette verwendet $NADH+H^+$?

NADH-Dehydrogenase (Komplex I)

6.12 Welche elektronentransportierenden Komponenten besitzt der Komplexes I der Atmungskette ?

$NADH+H^+$, Flavinmononucleotid: FMN, Eisen-Schwefelproteine

6.13 Erläutern Sie die Funktion der Succinatdehydrogenase Reaktion im Citratzyklus und in der Atmungskette.

Die Succinatdehydrogenase ist ein mitochondriales membrangebundenes (innere Mitochondrienmembran) Enzym. Im Citratzyklus katalysiert das Enzym die Oxidation von Succinat zu Fumarat. Als Komplex II ist das Enzym am Elektronentransport in der Atmungskette beteiligt, indem Elektronen von $FADH_2$ auf Ubichinon übertragen werden. Im Gegensatz zu den Komplexen I, III und IV fungiert der Komplex II nicht als Protonenpumpe und beteiligt sich somit nicht am Aufbau des Protonengradient über die innere Mitochondrienmembran.

6.14 Welche Reaktion katalysiert die Cytochrom-c-Oxidase in der Atmungskette ?

die Oxidation von Cytochrom c und die nachfolgende Übertragung der Elektronen auf den molekularen Sauerstoff

6.15 Welche Eigenschaften haben die NADH-Reduktase, Cytochrom-c-Reduktase und Cytochrom-c-Oxidase gemeinsam ?

Protonenpumpen und Redox-Systeme

6.16 Welche Untereinheit der ATP-Synthase bewirkt die ATP-Bildung ?

F1-Teil (in Matrix lokalisiert)

6.17 Nennen Sie drei prosthetische Gruppen, die an Redoxprozessen der Atmungskette beteiligt sind.

FMN, Eisen-Schwefel-Proteine, Häm

6.18 a) Nennen Sie mobile Elektronencarrier der Atmungskette. b) Wie unterscheiden sich diese Redoxsysteme hinsichtlich der chemischen Struktur ?

a) Ubichinon, Cytochrom c b) Cytochrom c: Protein , positiveres Redoxpotenzial als Ubichinon, prosthetische Gruppe ist Häm; Ubichinon: lipophile Verbindung (Chinon) mit isoprenoider Seitenkette, befindet sich in der inneren Mitochondrienmembran

6.19 a) Welches Redoxsystem der Atmungskette ist kein Protein ? b) Um welche Stoffklasse handelt es sich ?

a) Ubichinon b) Lipid bzw Polyisoprenoid

6.20 Erläutern Sie den Zusammenhang zwischen chemischer Struktur und der Funktion von Ubichinon.

Funktion als mobiler Elektronencarrier im lipophilen Milieu der inneren Mitochondrienmembran

6.21 Welche Enzyme reduzieren Ubichinon ?

NADH-DHG (Komplex I), Succinat-DHG (Komplex II)

6.22 An welchen Reaktionskaskaden ist Cytochrom c beteiligt ? Welche Bedeutung hat Cytochrom c im jeweiligen Prozess ?

Atmungskette (Elektronentransport), Apoptose (Aktivierung von Caspasen nach Austritt aus dem Intermembranraum der Mitochondrien)

6.23 Welche Funktion hat Eisen in der Atmungskette ?

Häm-Eisen ; Eisen in Eisen-Schwefelproteinen

6.24 Welche beiden Metallionen sind am Elektronentransport in der Atmungskette beteiligt ?

Kupfer, Eisen

6.25 In welchem Enzymkomplex der Atmungskette kommt Kupfer vor ?

Bestandteil von Komplex IV (Cytochrom-c-Oxidase)

6.26 a) Was versteht man unter „Entkopplung der Atmungskette“ ? b) Welche Mechanismen werden dabei unterschieden ?

a) Protonengradient wird unterbrochen (Elektronentransport findet weiter statt aber ohne ATP-Synthese)
b)
• Protonenkanäle (Thermogenin, UCP 1);
• Einlagerung von Entkopplern in die Mitochondrienmembran (Dinitrophenol) [Dabei werden von Dinitrophenol H^+-Ionen aus dem Intermembranbereich gebunden und in die mitochondriale Matrix transportiert]

6.27 Wie wirkt Dinitrophenol als Entkoppler der Atmungskette ?

Dinitrophenol ist eine Entkoppler der Atmungskette, indem es aus dem Intermembranbereich H^+-Ionen aufnimmt und in die Mitochondrienmatrix transportiert. Dadurch wird der Protonengradient, der während des Elektronentransports in der Atmungskette aufgebaut wird, unterbrochen. Es findet somit, trotz des Elektronentransports, keine ATP-Synthese statt. Die beim Elektronentransport freigesetzte Energie wird in Wärme überführt.

6.28 Welche Funktion hat das braune Fettgewebe ?

Wärmeproduktion; besitzt Thermogenin (Entkoppler Atmungskette)

6.29 Nennen Sie zwei Arten der Inhibition der Atmungskette.

Entkopplung (z.B. durch UCP1), Enzymhemmung (z.B. die Inhibition der Cytochrom-c-Oxidase durch Cyanid-Ionen)

6.30 Wie beeinflussen Kohlenmonoxid (CO) und Cyanid-Ionen (CN^-) die oxidative Phosphorylierung ?

sie hemmen die Cytochrom-c-Oxidase der Atmungskette und verhindern damit die Reduktion des Sauerstoffs zu H_2O

6.31 Beschreiben Sie den Transport von ATP und Redoxäquivalenten durch die innere Mitochondrienmembran.

Glycerol-3-Phosphat-Shuttle:
Dihydroxyacetonphosphat wird im Cytosol mit $NADH+H^+$ in der Glycerol-3-Phosphat-Dehydrogenase-Reaktion zu Glycerol-3-phosphat reduziert.
Glycerol-3-Phosphat wird durch die mitochondriale Glycerol-3-Phosphat-Dehydrogenase (lokalisiert an der cytosolischen Seite der inneren Mitochondrienmembran) zu Dihydroxyacetonphosphat oxidiert, wobei diesmal FAD als Redoxäquivalent verwendet wird. Pro mol cytosolisches $NADH+H^+$ entsteht ein mol mitochondriales $FADH_2$, so dass dieser Transport mit einem ATP-Verlust verbunden ist.

Malat-Aspartat-Shuttle:
Im Cytosol wird Oxalacetat in der Malat-Dehydrogenase-Reaktion zu Malat reduziert, wobei $NADH+H^+$ zu NAD^+ oxidiert wird. Malat kann durch den Malat-α-Ketoglutarat-Antiporter die innere Membran der Mitochondrien passieren.
In der mitochondrialen Matrix wird Malat durch die mitochondriale Malat-Dehydrogenase wieder zu Oxalacetat oxidiert, dies unter Bildung von $NADH+H^+$. Pro mol verbrauchtes cytosolisches $NADH+H^+$ ist ein mol mitochondriales $NADH+H^+$ entstanden. Oxalacetat wird anschließend in der Aspartattransaminasereaktion mit Glutamat zu Aspartat transaminiert, wobei gleichzeitig α-Ketoglutarat entsteht. Aspartat wird mit dem Glutamat-Aspartat-Antiporter aus der mitochondrialen Matrix ins Cytosol transportiert.

ADP-ATP-Translokase:
ADP wird im Austausch für ATP in die mitochondriale Matrix transportiert.

Mitochondrien

6.32 Nennen Sie Unterschiede zwischen der inneren und äußeren Mitochondrienmembran.

Äußere Membran: relativ durchlässig durch Porine (porenbildende Proteine)
Innere Membran: undurchlässig; selektiver Stoffaustausch mittels Transporter; Sitz von Enzymen der Atmungskette

6.33 Welche Kompartimente unterscheidet man in den Mitochondrien ? Welche Prozesse laufen in den verschieden Kompartimenten ab ?

Äußere Mitochondrienmembran: verhindert Durchtritt von großen Molekülen (> 5000 Da); Innere Mitochondrienmembran: Sitz der Enzyme der Atmungskette;
Matrix: Ort der β-Oxidation, des Citratzyklus, der Pyruvat-DHG, des Harnstoffzyklus;
Intermembranbereich: Aufbau eines H^+-Ionengradienten in der Atmungskette

6.34 Was versteht man unter der „Endosymbiontentheorie" im Zusammenhang mit Mitochondrien ?

Mitochondrien ähneln Bakterien:
1. Größe wie kleine Bakterien, 2. zirkuläre DNA ohne Histone, 3. eigenständige Proteinbiosynthese, 4. Vermehrung durch Teilung, 5. prokaryontenähnliche 70S Ribosomen

6.35 Welche Struktur besitzt das mitochondriale Genom ?

zirkuläre doppelsträngige DNA

6.36 Wo werden mitochondriale Proteine codiert und synthetisiert ?

Das mitochondriale Genom codiert für 13 Proteine der Atmungskette, wobei die überwiegende Zahl der mitochondrialen Proteine nukleär codiert wird.
Es existiert ein mitochondrieneigenes System der Proteinsynthese mit Ribosomen, rRNA und tRNA, so dass teilweise Stoffwechselautonomie vorliegt.

6.37 Nennen Sie typische Eigenschaften von Mitochondrien.

- eigene zirkuläre doppelsträngige DNA (mt-DNA)
- maternale Vererbung
- hohe Mutationsrate
- mitotische Segregation
- Heteroplasmie

6.38 Wie erfolgt die Vermehrung von Mitochondrien ? b) Erklären Sie den Begriff „Heteroplasmie" hinsichtlich der Mitochondrien.

a) Teilung b) gleichzeitiges Vorliegen von Wildtyp-mtDNA und mutierter mtDNA in einer Zelle

6.39 Erläutern Sie den Begriff „Segregation“ bei Mitochondrien ?

zufällige und damit ungleichmäßige Verteilung der Mitochondrien auf die Tochterzellen

6.40 Welchen Vorteile hat die Fission und Fusion von Mitochondrien ?

Geschädigte Mitochondrien können durch Fission und konsekutiver Mitophagie beseitigt werden, während durch Fusion Atmungskettenproteine von intakten Mitochondrien auf geschädigte übergehen können. Durch Fission und Fusion wird die Funktion der Mitochondrien erhalten.

6.41 a) Was versteht man unter Mitophagie der Mitochondrien ? b) Was kann eine Mitophagie auslösen ?

a) Autophagozytose von Mitochondrien b) Schädigung, Alterung, Nährstoffmangel, physiologische Reifungsprozesse (z.B. bei der Erythropoese)

6.42 a) Wie werden Mitochondrien vererbt ? b) Welche Organsysteme sind bei mitochondrialen Defekten besonders betroffen ?

a) maternal b) Gewebe, die stark auf eine aerobe Energiegewinnung angewiesen sind: Gehirn, Skelettmuskel und Herzmuskel

6.43 Nennen Sie eine Erkrankung, die durch einen mitochondrialen Defekt entsteht.

LHON = Lebersche-hereditäre-Optikus-Neuropathie (Erblindung)
Ursache: Mutation im Gen für die Untereinheit 4 des Komplexes I der Atmungskette

7 Nukleotide und Nukleinsäuren

Chemischer Aufbau und Funktionen von Nukleotiden

**7.1 a) Welche Bindungsart findet man zwischen Basen und Ribose in Nukleotiden ?
b) Welches C-Atom der Ribose ist an dieser Bindung beteiligt ?**

a) N-glykosidisch b) C-1 der Ribose

7.2 Welche biochemischen Funktionen haben Nukleotide ?

Energieträger (ATP), Redoxäquivalente ($NADH+H^+$), Bausteine von Nukleinsäuren, Träger aktivierter Bausteine (UDP-Glucose), second messenger der Signaltransduktion (cAMP), Bestandteile von Coenzymen (HSCoA)

7.3 Welche energetisch bedeutsamen Nukleotidderivate werden im Citratzyklus gebildet ?

GTP, $NADH+H^+$, $FADH_2$

7.4 Nennen Sie exemplarisch Prozesse, bei denen GTP beteiligt ist.

Citratzyklus, Translation, Signaltransduktion (α-G-GTP; cGMP)

7.5 Welche Nukleotide liefern die Energie für die a) Translation und für die b) Bildung der Aminoacyl-tRNAs ?

a) GTP b) ATP

7.6 a) Welche cyclischen Nukleotide sind biochemisch bedeutsam ? b) In welchem Zellkompartiment erfolgt die Bildung dieser cyclischen Nukleotide ?

a) cAMP; cGMP; b) zellmembrangebundene Adenylatcyclase und Guanylatcyclase; zusätzlich gibt es eine cytosolische Guanylatcyklase, die durch NO aktiviert wird

7.7 Nennen Sie exemplarisch Verbindungen, die AMP enthalten.

Acyladenylat (β-Oxidation); Aminoacyladenylat (t-RNA, Translation); Enzymadenylat (DNA-Ligase)

7.8 Nennen Sie den wesentlichen Unterschied zwischen Purin- und Pyrimidinbasen hinsichtlich der chemischen Struktur.

Purinbasen: Puringerüst (ein heterobicyclisches aromatisches Ringsystem bestehend aus einem Pyrimidinring und einem Imidazolring)

Pyrimidinbasen: Pyrimidinring

Purin	Pyrimidin
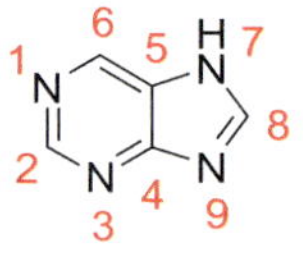	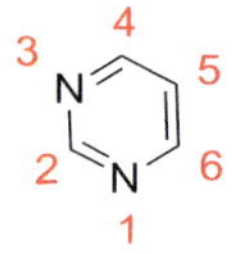

7.9 Nennen Sie zwei AS, die als Stickstofflieferanten der Nukleotidsynthese fungieren.

Glutamin, Aspartat

7.10 Erläutern Sie die Verwendung von Glutamin im Nukleotidstoffwechsel.

- Purinnukleotidsynthese (Glutamin-PRPP-Amidotransferase-Reaktion)
- Bildung von CTP aus UTP

7.11 Welche Aminosäuren werden für die Nukleotidbiosynthese benötigt ?

Die Aminosäuren Aspartat, Glutamin, und Glycin fungieren als Stickstoff- und Kohlenstoffdonatoren.

Glutamin: N-Donator
Aspartat und Glycin: N-Donator und C-Donator

Purinnukleotidsynthese

7.12 Welche Verbindungen werden für die Purinnukleotidbiosynthese benötigt ?

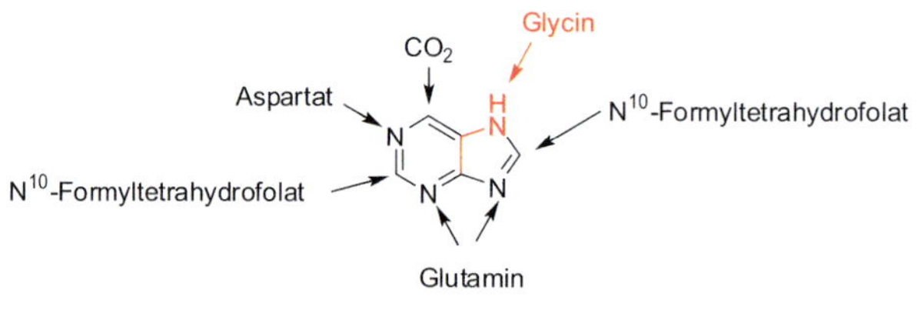

7.13 Erläutern Sie den prinzipiellen Ablauf der Purinnukleotidsynthese.

1. Schritt: Synthese von PRPP durch die PRPP-Synthetase-Reaktion
2. Schritt: Aufbau des Puringerüstes am C1-Atom von PRPP

7.14 An welchen Prozessen ist 5-Phosphoribosyl-1-pyrophosphat beteiligt?

- Purin- und Pyrimidinnukleotidsynthese
- Salvage-Pathway (Wiederverwertung von Purinen)

7.15 Wie beginnt die de novo Purinsynthese ?

PRPP-Synthetasereaktion (Ribose-5-phosphat + ATP → PRPP + AMP)

7.16 Was ist der letzte Schritt bei der Bildung von Nukleosidtriphosphaten ?

Bei der Purinnukleotidsynthese werden zunächst Nukleosidmonophosphate gebildet, nämlich AMP und GMP. Die Synthese der für die Nukleinsäurenbildung (DNA, RNA) erforderlichen Nukleosidtriphosphate erfolgt über die Stufe der Diphosphate, wobei zwei enzymatische Umsetzungen bedeutsam sind:
Nukleosidmonophosphat-Kinasen

XMP + ATP ⇄ XDP + ADP

Nukleosiddiphosphat-Kinasen

XDP+ YTP ⇄ XTP+YDP

Purinabbau und Gicht

7.17 a) Was ist das Endprodukt des Purinabbaus ? b) Welche Krankheit resultiert bei einer Anreicherung dieser Verbindung ?

a) Harnsäure
b) Anreicherung von Harnsäure: Hyperurikämie (> 6,7 mg/dl bei ♀; > 7,4 mg/dl bei ♂);
Klinisches Krankheitsbild: Gicht

7.18 a) Nennen Sie Enzyme des Purinabbaus. b) Nennen Sie Krankheitsbilder, die auf Defekten dieser Enzyme basieren.

a) Desaminasen, Nukleotidasen, Purinnukleosidphosphorylasen (PNP), Xanthin-Oxidase
b) Xanthin-Oxidase: Xanthinurie, Xanthinnephrolithiasis
PNP und Adenosin-Desaminase: Immundefizienz

7.19 Welche Substrate werden beim Purinabbau durch Desaminasen umgesetzt ?

AMP, Adenosin, Guanin

7.20 a) Welchen Schritt des Purinabbaus katalysiert die Adenosin-Desaminase? b) Welche Krankheit resultiert aus einem Defekt dieses Enzyms ?

a) Umwandlung von Adenosin zu Inosin b) Immundefizienz

7.21 a) Welche Gemeinsamkeit haben Adenin und Harnsäure hinsichtlich der chemischen Struktur ? b) Was sind die strukturellen Unterschiede dieser Verbindungen ? c) Welche Funktionen hat die Harnsäure ?

a) Adenin und Harnsäure sind Purine
b) Adenin: Aminogruppe; Harnsäure: Carbonylfunktion, Hydroxylfunktion

Adenin	Harnsäure
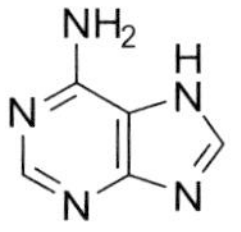	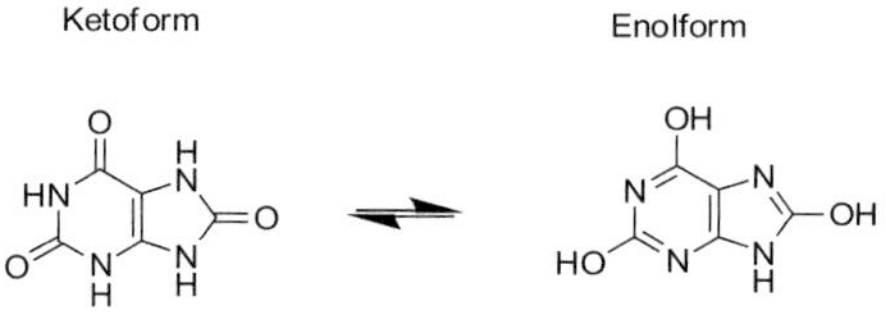

c) Endprodukt des Purinabbaus; Antioxidans

7.22 Welche Enzymdefekte können Gicht verursachen ?

Enzymdefekte des Salvage-Pathway:

• Lesch-Nyhan-Syndrom: Mutation im HGPRT-Gen
(HGPRT = Hypoxanthin-Guanin-Phosphoribosyl-Transferase)

• Mutation im APRT- Gen
(APRT = Adenin-Phosphoribosyl-Transferase)

7.23 Nennen Sie zwei Erkrankungen, die durch Enzymdefekte des Purinstoffwechsels verursacht werden.

Xanthin-Oxidase-Defekt: Xanthinurie ,Nephrolithiasis
Lesch-Nyhan-Syndrom: Gicht durch Mutation im HGPRT-Gen

7.24 Erläutern Sie den Wirkmechanismus von Allopurinol bei Gicht.

Allopurinol ist ein Hypoxanthin-Analogon:
Dieses Medikament ist Substrat der Xanthinoxidase. Es entsteht Alloxanthin, welches kovalent und damit irreversibel im aktiven Zentrum der Xanthinoxidase gebunden wird. Dadurch wird die Xanthin-Oxidase irreversibel gehemmt, so dass die Harnsäurebildung vermindert ist.

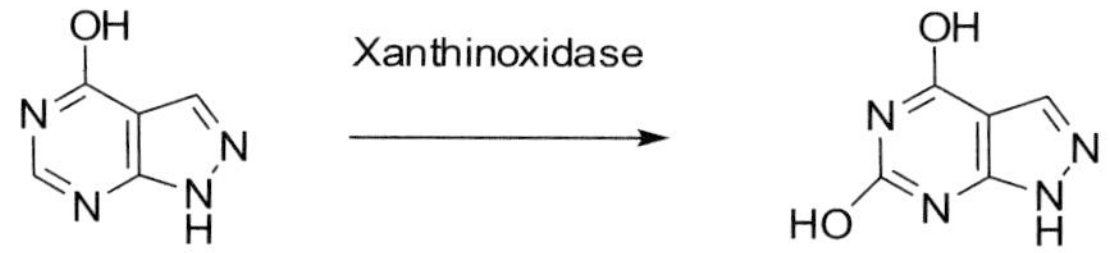

Allopurinol Alloxanthin

Pyrimidinnukleotidsynthese

7.25 Mit welcher Reaktion beginnt die Pyrimidinbiosynthese ?

Carbamoylphosphatsynthetase-2 Reaktion:

HCO_3^- + Glutamin + 2 ATP → Carbamoylphosphat + Glutamat + 2 ADP + P_i

7.26 Wie wird das Schrittmacherenzym der Pyrimidinsynthese reguliert ?

Allosterische Hemmung der Carbamoylphosphatsynthetase-2 durch CTP

7.27 Erläutern Sie die Herkunft der NH_3-Gruppe bei der Harnstoffbildung und der Pyrimidinsynthese.

Harnstoffbildung: Ammoniumionen
Pyrimidinsynthese: Glutamin

7.28 Wie unterscheiden sich Uracil, Cytosin und Thymin hinsichtlich der chemischen Struktur ?

Im Vergleich zu Uracil besitzt:

- Cytosin eine Aminogruppe
- Thymin eine Methylgruppe

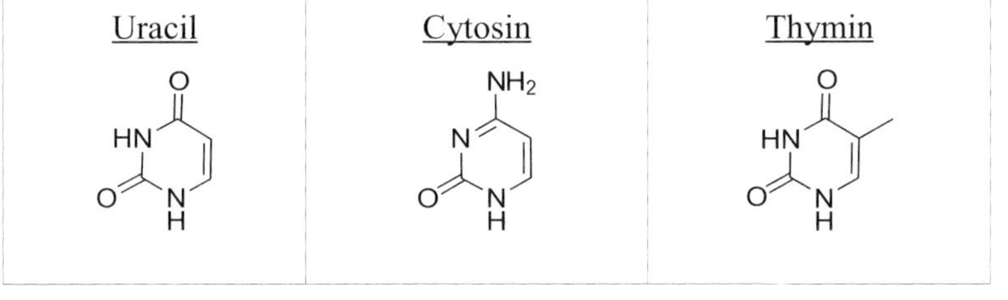

7.29 Welches sind die unmittelbaren Ausgangsverbindungen der wichtigen Purin- und Pyrimidinnukleotide ?

- IMP (Inosinmonophosphat) als Ausgangssubstrat für die Purinnukleotide
- UMP (Uridinmonophosphat) als Ausgangssubstrat für die Pyrimidinnukleotide

7.30 Was ist das Substrat bei der Bildung von Cytidintriphosphat ?

UTP

7.31 Erläutern Sie die Umsetzung von UTP zu CTP.

UTP + Glutamin +ATP → CTP + ADP + Pi + Glutamat (CTP-Synthetase)

Die Übertragung einer Aminogruppe auf Uracil im UTP durch Glutamin ist ein endergonischer Vorgang, der durch eine ATP-Hydrolyse, also durch energetische Kopplung, ermöglicht wird. Das Substrat der CTP-Synthetase ist Uridintriphosphat.

7.32 Wann wird die Ribose bei der Purinbiosynthese und bei der Pyrimidinsynthese eingebaut ?

Purinsythese: das Puringerüst wird am aktivierten Zucker (PRPP) aufgebaut
Pyrimidinsythese: erst wird die Base (Orotat) gebildet und dann mit PRPP verbunden

7.33 Wie werden Pyrimidinbasen abgebaut ?

Der Pyrimidinring wird vollständig zu Kohlendioxid und Ammoniak abgebaut. Zunächst entstehen NH_3, CO_2 und ß-Alanin, wobei ß-Alanin weiter in NH_3, Acetat und CO_2 zerlegt werden kann.

Ribonukleotidreduktase

7.34 Erläutern Sie die Ribonukleotidreduktase Reaktion.

Die Ribonukleotidreduktase katalysiert die Reduktion von Nukleosiddiphosphaten zu Desoxynukleosiddiphosphaten. Diese Reduktion erfolgt am C2-Atom der Ribose mit Hilfe des Redoxäquivalents $NADPH+H^+$.

7.35 a) Nennen Sie Substrate der Ribonukleotidreduktase. b) Wie wird das Enzym nach der Reaktion regeneriert ?

a) ADP, GDP

b) Der Elektronentransport auf die Ribonukleotidreduktase erfolgt über mehrere Stufen:

- $NADPH+H^+$ → FAD
- $FADH_2$ → Thioredoxin-Reduktase (ox)
- Thioredoxin-Reduktase (red) → Thioredoxin (ox)
- Thioredoxin (red) → Ribonukleotidreduktase (ox)

7.36 Nennen Sie Reduktionsmittel der Ribonukleotidreduktase Reaktion.

Thioredoxin, $NADPH+H^+$

7.37 Welche zellulären Folgen hat eine Beeinträchtigung der Ribonukleotidreduktase Reaktion ?

gestörte DNA-Synthese

7.38 a) Aus welchen Substraten werden Desoxyribonukleotide gebildet ? b) An welchem Molekülteil der Substrate findet die Reduktion statt ?

a) Nukleosiddiphosphate
b) C2 der Ribose

<u>**Thymidylatsynthese**</u>

7.39 a) Beschreiben Sie die chemische Struktur von dTMP. b) Welche Cofaktoren sind an Thymidylatsynthese beteiligt ?

a) Desoxyribose, Thymin, Phosphat

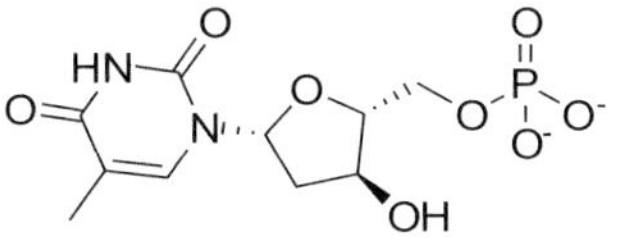

b)
NADPH+H^+: für die Reduktion von UDP zu dUDP
N^5,N^{10}-Methylen-Tetrahydrofolsäure: für die Methylierung von dUMP zu dTMP

7.40 a) Was ist das Vorläufernukleotid von dTMP ? b) Welcher Gruppentransfer findet bei der Reaktion statt ? c) Nennen Sie den am Gruppentransfer beteiligten Cofaktor ? c) Wie heißt das katalysierende Enzym ?

a) dUMP b) Methylgruppentransfer c) N^5,N^{10}-Methylentetrahydrofolsäure c) Thymidylat-Synthase

7.41 Durch welche Enzyme wird der Methylgruppenüberträger der Thymidylatsynthase Reaktion regeneriert ?

Dihydrofolat-Reduktase: Reduktion von Dihydrofolat zu Tetrahydrofolat (THF)
Serin-Hydroxymethyltransferase: Regeneration von $N^{5,}N^{10}$-Methylen-THF aus THF

7.42 Nennen Sie Hemmstoffe der Nukleotidbiosynthese.

- Methotrexat (Folatanalogon; Hemmer der Dihydrofolatreduktase)
- Aminopterin (Folatanalogon; Hemmer der Dihydrofolatreduktase)
- Fluoruracil (Antimetabolit; Thymidylatsynthaseinhibitor)
- Glutamin-Antagonisten (Hemmer der Glutamin-Amidotransferase)
- Sulfonamide (Antibiotikum; Hemmer der <u>bakteriellen</u> Folsäuresynthese)

7.43 Wie beeinflusst Methotrexat die Nukleotidbiosynthese ?

Kompetitive Hemmung der Dihydrofolatreduktase

7.44 a) Welches Enzym der Nukleotidbiosynthese wird von Fluoruracil gehemmt ? b) Beschreiben Sie den Mechanismus dieser Inhibition. c) Zu welcher Wirkstoffklasse gehört Fluoruracil ?

a) Thymidylatsynthase b) Fluoruracil ist eine Pyrimidinanalogon und hemmt die Thymidylatsynthase irreversibel, indem es eine kovalente Bindung im aktiven Zentrum der Enzyms ausbildet. c) Zytostatikum: Einsatz bei Tumorerkrankungen

7.45 Erläutern Sie die Einsatzbereiche der Wirkstoffe Fluoruracil und Streptomycin.

Fluoruracil: Zytostatikum (Thymidylatsynthaseinhibitor) zur Tumortherapie
Streptomycin: Antibiotikum (Translationshemmer); insbesondere gegen gram-negative bakterielle Krankheitserreger eingesetzt (z.B. bei Tuberkulose oder Endokarditits)

Nukleinsäuren

7.46 Nennen Sie die molekularen Bausteine von Nukleinsäuren und geben Sie die Syntheserichtung bei der Verknüpfung von Nukleotiden zu Nukleinsäuren an.

Nukleinsäuren bestehen aus Purin- bzw. Pyrimidinbasen, Ribose und Phosphat. Die Nukleotide werden über Phosphorsäurediesterbindungen verknüpft, und zwar in 5'→3' Richtung.

7.47 Welche funktionellen Gruppen bilden die Phosphordiesterbindungen in Nukleinsäuren aus ?

- 3-OH- und 5-OH-Gruppen der Ribose
- Phosphat, welches esterartig mit den Hydroxylgruppen verbunden ist

7.48 a) Welche Purin- und Pyrimidinbasen werden für die Replikation benötigt ? b) In welchen Nukleinsäuren findet man vermehrt modifizierte Basen ?

a) Adenin, Guanin, Cytosin, Thymin b) tRNA

7.49 a) Welche Art der Bindung findet man bei der Basenpaarung in der DNA ? b) Wie viele dieser Bindungen werden jeweils ausgebildet ? c) Was versteht man unter dem genetischen Code ?

a) H-Brücken zwischen einer Purin- und einer Pyrimidinbase; b) zwischen Adenin und Thymin zwei H-Brücken; zwischen Guanin und Cytosin drei H-Brücken; c) Basentripletts, die für AS codieren (64 Codons); Eigenschaften: degeneriert (Aminosäuren besitzen mehrere Codons), universell (gilt für alle Organismen)

7.50 Was versteht man unter der „großen Furche“ und der „kleinen Furche“ der DNA?

Bei der Ausbildung der DNA-Doppelhelix aus den Einzelstränge verbleiben seitlich Lücken. Hier befinden sich die Basen direkt an der Oberfläche. Die große Furche ist dabei besser zugänglich für Proteine (z.B. Transkriptionsfaktoren).

7.51 Wie wird erreicht, dass sich verschieden differenzierte Zelltypen in einem Organismus bilden, obwohl die genomische DNA in allen Zellen gleich ist ?

durch kontrollierte Genexpression mit Hilfe von Transkriptionsfaktoren

7.52 Die Länge der menschlichen DNA ist größer als 1 m. Wie wird eine Kompaktierung der DNA erreicht ?

Die DNA wird im Chromatin in Form von Nukleosomen durch Assoziation mit Proteinen (Histonen) kompaktiert. Außerdem erfolgt eine weitere Verdichtung durch Aufwinden und Schleifenbildung von Chromatin-Fasern.
Prinzip der Verdichtung der DNA:

- *Erste Organisationsform: Helixstruktur der DNA*
- *Zweite Organisationsstufe: 10 nm-Faser*
- DNA wird um, als Oktamer angeordnete, Histon-Proteine gewunden.
- *Dritte Organisationsform: 30 nm-Faser*
- Die Nucleosomen der 10 nm-Fasern werden aufgewunden.
- *Vierte Organisationsform: Chromatinschleifen*
- Die 30 nm-Fasern werden durch Schleifenbildung kompaktiert.
- *Fünfte Organisationsform:Chromosomen*

7.53 Erläutern Sie die Aussage: „Der genetische Code ist degeneriert".

Es existieren mehrere Codons für eine AS (Ausnahmen: Methionin und Tryptophan).

7.54 a) Wie viele Codons existieren ? b) In welchen Kompartimenten der Zelle werden Ribosomen zusammengesetzt ? c) Aus welchen Untereinheiten bestehen sie ?

a) 64; b) im Cytosol und am ER; c) aus ribosomaler RNA und Proteinen; große (60S) und kleine (40S) Untereinheit

7.55 a) Skizzieren Sie ein zwei-Chromatiden-Chromosom.

b) In welcher Phase des Zellzyklus liegt es vor ?

a)

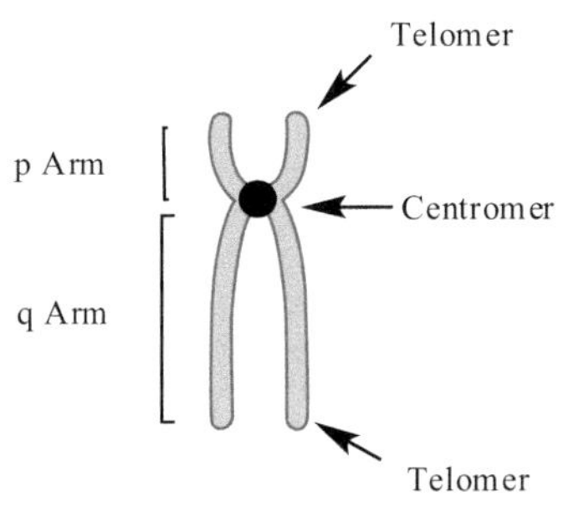

Paar von Tochterchromatiden bestehend
aus zwei identischen DNA-Doppelsträngen

b) Interphase

7.56 a) Aus wie vielen Basenpaaren besteht der haploide menschliche Chromosomensatz ? b) Wie viele proteinkodierende Gene gibt es im menschlichen Genom ?

a) ca. $3 \cdot 10^9$ Basenpaare b) 21000 (ca. 2%)

7.57 Wie viel Prozent des menschlichen Genoms bestehen aus repetitiver DNA ?

ca. 50 %

7.58 Was versteht man unter SMC-Proteinen und welche Funktion haben sie ?

SMC-Proteine sind Condensine, die für die Chromosomenkondensation in der Mitose verantwortlich sind. *(SMC = structural maintenance of chromosomes)*

7.59 a) Definieren Sie den Begriff „Chromatin“. b) Wie wird die Genexpression auf Chromatinebene kontrolliert ?

a) Die Assoziation von DNA und Proteinen wird als Chromatin bezeichnet. Zusammensetzung: DNA, Histone, Nicht-Histon-Proteine, RNA b) durch chemische Modifikation der Histon-Proteine (Acetylierung, Methylierung, Ubiquitinylierung, Phosphorylierung)

7.60 Erläutern Sie die Begriffe „Euchromatin“ und „Heterochromatin“.

Euchromatin: aufgelockerte Form des Chromatins (abgeschwächte DNA-Histon- Bindung durch Histonmodifikationen), Gene aktiv
Heterochromatin: verdichtete Form des Chromatins (starke DNA-Histon-Bindung), Gene inaktiv

7.61 a) Was versteht man unter Histonen ? b) Welche chemischen Modifikationen findet man bei Histonen und welche funktionelle Bedeutung hat diese Modifikation ?

a) basische Proteine mit einem hohen Anteil an Lysin und Arginin ; assoziiert mit DNA in Nucleosomen b) Acetylierung, Phosphorylierung, Methylierung, Poly-ADP-Ribosylierung, Ubiquitinylierung □ Die elektrostatischen Wechselwirkungen zwischen den positiven Gruppen der basischen Histone und den negativen Gruppen der DNA werden modifiziert. Damit wird die reversible Umwandlung von Heterochromatin zu Euchromatin beeinflusst.

7.62 Erläutern Sie den Histoncode.

- Klassifizierung der Histone hinsichtlich:
- des Histonnamens (H1, H2A, H2B, H3, H4),
- der modifizierten Aminosäure,
- der Position der Aminosäure im Protein,
- der Art der Modifikation,
- der Zahl der Methylgruppen bei methylierten Histonen.

7.63 a) Wie sind Nukleosomen aufgebaut ? b) Wie verändert sich die Struktur der Nukleosomen bei der Transkription ?

a) DNA, Histone b) Umwandlung in Euchromatin durch chemische Modifikation von Histonen

7.64 Welche Veränderungen auf der Nukleosomenebene findet man häufig in Tumorzellen ?

Deregulation von Histon-modifizierenden Enzymen

7.65 Was versteht man in der Molekulargenetik unter einem Palindrom ?

Basensequenz, die unabhängig von welcher Seite gelesen eine identische Codierung besitzt (Erkennungsstellen für Restriktionsendonukleasen).

7.66 In welchen Makromolekülen und Komplexen liegen Ribonukleinsäuren vor ?

- Ribosomen (rRNA)
- Ribozyme (Peptidyltransferase der 28S-rRNA; snRNA in Spliceosomen)

8 Replikation

Replikation und chemischer Aufbau der DNA

8.1 Welche Besonderheiten hinsichtlich der chemischen Struktur der DNA sind bedeutsam für die Replikation ?

- Vorliegen als Doppelhelix
- Möglichkeit des reversiblen Aufschmelzens
- Fähigkeit zur Basenpaarung über H-Brücken

8.2 Welche Bindungstypen findet man in der DNA ?

Wasserstoffbrückenbindungen, Phosphodiesterbindungen

8.3 a) Durch welchen Bindungstyp entsteht die Doppelsträngigkeit der DNA ? b) Welchen Vorteil hat diese Doppelsträngigkeit ?

a) Basenpaarung über H-Brücken

b)

- Stabilisierung durch Ausbildung einer Helixstruktur
- Doppelstängigkeit als Voraussetzung für Reparaturmechanismen:

Bei Reparaturmechanismen werden die fehlerhaften Abschnitte eines Stranges herausgeschnitten, um anschließend auf der Basis des intakten Komplementärstranges, nach dem Prinzip der Basenpaarung, einen korrekten Abschnitt zu synthetisieren.

8.4 Erläutern Sie die chemischen Vorgänge bei der Denaturierung der DNA ?

Auftrennung der Wasserstoffbrückenbindungen und Zerlegung des Doppelstranges in zwei Einzelstränge

8.5 Wie ist die Syntheserichtung der DNA bei der Replikation ?

5'→3' Richtung

8.6 An welcher Stelle einer Nukleinsäurekette erfolgt der Einbau eines neuen Nukleotids bei der DNA-Synthese ?

Der Einbau eines weiteren Nukleotids erfolgt am 3'OH-Ende der Nukleinsäurekette. Das Nukleotid tritt als Desoxynukleosidtriphosphat in die Reaktion ein.

8.7 a) Erläutern Sie die Begrifflichkeit „semikonservative Replikation". b) Skizzieren Sie den Vorgang bis zur zweiten Tochtergeneration.

Bei der Replikation wird die DNA in zwei komplementäre Stränge aufgetrennt, an denen ein Gegenstrang synthetisiert wird. Die neue doppelsträngige DNA („Tochtermolekül") enthält also einen alten Strang („Elternstrang") und einen neu synthetisierten Strang.

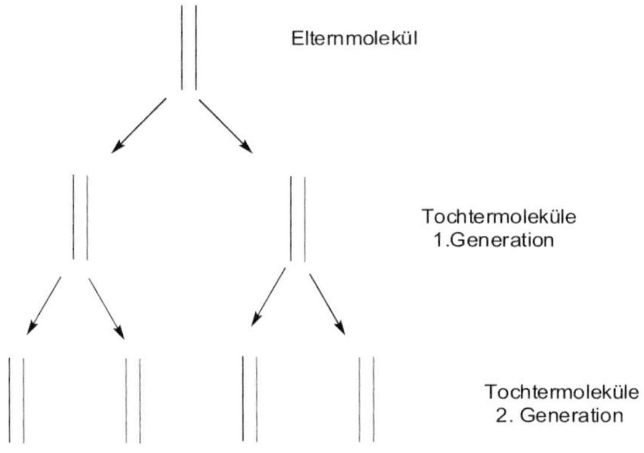

Schritte und Enzyme der DNA-Replikation

8.8 Mit welcher Reaktion beginnt die DNA Replikation ?

Aufwinden der DNA durch die Helikase unter ATP-Verbrauch

8.9 Erklären Sie den Begriff „Bidirektionalität der Replikation" ?

Bidirektionalität der Replikation bedeutet eine Vorwärtssynthese der DNA am Leitstrang und eine gleichzeitige Synthese von DNA am Rückwärts- bzw. Folgestrang unter Bildung von Okazaki-Fragmenten. Die Synthese erfolgt in beiden Fällen in 5'→3'-Richtung.

8.10 Nennen Sie drei Schritte der DNA-Replikation unter Angabe der beteiligten Enzyme.

- Aufwinden der DNA mit Hilfe der Helikase
- Synthese eines RNA-Primers durch die DNA-Polymerase-α (Primase)
- DNA-Synthese durch DNA-Polymerasen (δ, ε, α)
- Abschluss der Replikation durch Entfernung der RNA-Primer mittels Exonukleasen, durch Verbindung von DNA-Abschnitten im Folgestrang mittels der DNA-Ligase und durch das Auffüllen von Lücken mittels DNA-Polymerasen

8.11 Beschreiben Sie die Funktionen der verschiedenen DNA-Polymerasen.

DNA-Polymerase α: Primaseaktivität durch Synthese eines RNA-Primers; katalysiert die ersten Schritte bei der DNA-Synthese; katalysiert die Synthese der Okazaki-Fragmente im Folgestrang
DNA-Polymerase-β: Reparatur (Auffüllung von Lücken)
DNA-Polymerase-γ: mitochondriale-DNA-Polymerase
DNA-Polymerase-δ: DNA-Synthese (höchste Prozessivität); Exonuklease-Aktivität (proof- reading Funktion)
DNA-Polymerase-ε: DNA-Synthese; Reparatur

8.12 Beschreiben Sie die Reaktion, die von der DNA-Ligase katalysiert wird.

Funktion: Verknüpfung von DNA-Fragmenten im Folgestrang und Schließen von Strangbrüchen bei Reparaturmechanismen

Reaktionsmechanismus: Die DNA-Ligase reagiert mit ATP unter Bildung eines Enzymadenylat- Intermediärproduktes, bei dem AMP als Säureamid an die ε-Aminogruppe eines Lysinrestes des Enzyms gebunden wird. AMP wir anschließend an den Phosphatrest am 5'OH-Ende der DNA-Bruchstelle als Anhydrid gebunden, um das 5'OH-Ende für den nukleophilen Angriff der freien 3'OH-Gruppe des Strangbruches zu aktivieren. Anschließend erfolgt die Ausbildung der Phosphodiesterbindung.

8.13 Welche Faktoren sind für die Bindung der DNA-Polymerase an die DNA erforderlich ?

- „Gleitring“: PCNA (Proliferating-cell-nuclear-antigen)
- RFC (Replikations-Faktor C)

8.14 Welche Bindung wird von einer Endonuklease gespalten ?

Phosphodiesterbindungen im Inneren einer Nukleinsäurekette

8.15 a) Welche Fehler können bei der DNA Replikation auftreten ? b) Welche Reparaturmechanismen gibt es dagegen ?

a) Einbau einer nicht komplementären Base b) Stillstand der DNA-Polymerasereaktion und Korrektur des Fehlers durch die Exonukleaseaktivität der DNA-Polymerase-δ

8.16 Nennen Sie Möglichkeiten zur Fehlerkorrektur bei der DNA-Replikation.

- Exonukleaseaktivität der DNA-Polymease-δ,
- Nukleotidexzisionsreparatur-Mechanismen (N-Glucosidase, Endonukleasen, DNA-Polymerasen, DNA-Ligase)

8.17 a) Was sind Telomere ? b) Wie werden Telomere synthetisiert ? c) Wie ist das synthetisierende Enzym aufgebaut?

a) Repetitive DNA-Abschnitte am Chromosomenende b) durch die Telomerase c) Reverse Transkriptase, Telomerase-RNA als Template, Dyskerin (stabilisiert den Telomerasekomplex)

8.18 Welche Substrate werden von der reversen Transkiptase umgesetzt ?

Desoxynukleosidtriphosphate

9 Transkription

RNA Arten und chemischer Aufbau der RNA

9.1 Welche RNA-Arten werden unterschieden ?

rRNA: Bestandteil von Ribosomen
mRNA: Proteincodierung
tRNA: Bindung von Aminosäuren für die Translation
snRNA: Bestandteil der Spleißosomen
micro-RNA: regulatorische RNA

9.2 Erläutern Sie die Funktion der snRNAs (small nuclear RNAs).

Die snRNAs binden an konservierte Sequenzen der prä-mRNA im Intron-Exon Grenzbereich und dienen, als Bestandteile der Spleißosomen, der Stabilisierung der Intronstrukturen.

9.3 Welche Funktion haben micro-RNAs ?

Micro-RNAs haben eine regulatorische Funktion bei der Translation, indem sie die mRNA teilweise abbauen oder durch Anlagerung inaktivieren.

RNA-Polymerasen

9.4 Welche eukaryontischen RNA-Polymerasen gibt es ?

RNA-Polymerase I: Synthese der rRNA
RNA-Polymerase II: Synthese der mRNA und micro-RNA
RNA-Polymerase III: Synthese der tRNA und 5S-rRNA

9.5 Nennen Sie Gemeinsamkeiten und Unterschiede der DNA- und RNA-Polymerasen.

Gemeinsamkeiten:

- Synthese in 5'→3'-Richtung nach dem Prinzip der Basenpaarung
- Aufwinden der DNA als initialer Schritt

Unterschiede:

- Unterschiedliche Substrate: RNA-Polymerasen verwenden Nukleosidtriphosphate; DNA-Polymerasen verwenden Desoxynukleosidtriphosphate
- Verschiedene Basen: RNA enthält Uracil; DNA enthält Thymin
- RNA-Polymerasen benötigen keine Primer
- Art der Synthese: die RNA wird als Einzelstrang am Matrizenstrang der entwunden DNA synthetisiert; die DNA-Synthese ist bidirektional (Leitstrang und Folgestrang). Es entsteht eine Doppelhelix.

Mechanismus der Transkription und Prozessierung der RNA

9.6 Was ist ein Promotor ?

Ein Promotor ist eine regulatorisch wichtige Nukleotidsequenz der DNA, die eine spezifische Expression eines Gens ermöglicht, weil der Promotor als Bindungsstelle für Transkriptionsfaktoren und für die RNA-Polymerasen dient.

9.7 Nennen Sie Prozessierungsschritte bei der Bildung der reifen mRNA.

- 5'-capping (Anlagerung von 7-Methylguanosin)
- 3'-Polyadenylierung
- Splicing (Entfernung der Introns)
- RNA-Editing

9.8 Nennen Sie die Schritte, Enzyme und Cofaktoren der mRNA-Prozessierung bei Eukaryonten.

Splicing:
Enzym: Spleißosom (Ribozyme);
Cofaktoren: snRNA und Proteine

3'-Polyadenylierung:
Enzym: Poly-A-Polymerase
Cofaktoren: CPSF (cleavage and polyadenylation specificity factor); CStF (cleavage stimulatory factor); CF (cleavage factor)

5'-capping:
Enzym: mRNA-Capping Enzym mit einer mRNA-cap-Methyltransferase-Aktivität

9.9 Erläutern Sie die Begriffe „Exon“ und „Intron“.

Exon (expressed region): protein-kodierende Anteile der DNA
Intron (intragenic region): nicht kodierende Anteile der DNA

9.10 Was versteht man unter Splicing?

Splicing ist ein Mechanismus der RNA-Prozessierung, bei dem aus der prä-mRNA Introns entfernt werden und angrenzende Exons miteinander verbunden werden. Signale für korrektes Splicing sind konservierte Nukleotidsequenzen der Introns. An der 5'-Spleißstelle findet man in der Regel die Sequenz GU und an der 3'-Spleißstelle die Sequenz AG. Die Verzweigungsstelle der Introns mit Adenosin liegt 20-50 Basen stromaufwärts der 3'-Spleißstelle.

9.11 Beschreiben Sie kurz den Mechanismus der Entfernung von Introns bei der mRNA-Prozessierung.

Das Splicing erfolgt nach dem Prinzip der doppelten Umesterung mit Hilfe einer 2'-OH-Gruppe eines Adenosinrestes des Introns in der Nähe der 3'-Spleißstelle. Über die 2'-OH-

Gruppe wird eine Phosphodiesterbindung mit der 5'-Spleißstelle des Introns ausgebildet. Es entsteht eine intermediäre „Lassostruktur". Die freie 3'-OH-Gruppe des ersten Exons startet eine nukleophilen Angriff auf die 5'-OH-Gruppe des zweiten Exons an der 3'-Spleißstelle. Dabei entsteht das intronfreie Spleißprodukt.

9.12 Welche Bedeutung hat die 2'-OH-Gruppe des Adenosins beim Splicing ?

Die 2'-OH-Gruppe eines Adenosinrestes im Intron ist wichtig für das Splicing, da über diese Gruppe mit einem nukleophilen Angriff auf die 5'-Spleißstelle diese Art der Prozessierung der prä-mRNA initiiert wird.

9.13 Nennen Sie Vorteile der Intron-Exon Struktur der Gene bei Eukaryonten ?

Durch die Exon-Intronstruktur besteht durch alternatives Splicing die Möglichkeit, mit wenigen Gene eine Vielzahl von Proteine zu erzeugen , indem auf der Basis eines transkribierten Gens mehrere mRNAs erzeugt werden.

9.14 Was ist RNA-editing ?

Unter RNA-Editing versteht man die nachträgliche Veränderung der mRNA durch chemische Modifikation der Basen. So kann Cytosin zu Uracil und Adenin zu Hypoxanthin desaminiert werden. In der Folge kommt es zu veränderten Basenpaarungen. Neben dem alternativen Splicing wird durch RNA-Editing die Vielzahl und Variabilität der Proteine erhöht, indem aus einem transkribierten Gen mehrere Proteine hervorgehen können.

**9.15 a) Nennen Sie Basen der mRNA, die posttranskriptionell verändert werden können.
b) Welchen Vorteil hat diese Modifikation der mRNA ?**

a) Desaminierung von Cytosin und Adenin zu Uracil und Hypoxanthin (RNA-Editing);
b) Veränderte Basenpaarung: Hypoxanthin paart sich mit Cytosin und Uracil mit Adenin;
Funktion: Durch RNA-Editing wird die Vielzahl und Variabilität der Proteine erhöht, indem aus einem transkribierten Gen mehrere Proteine hervorgehen können.

9.16 Bei welchen biochemischen Prozessen findet man Adenosindesaminasen ?

Purinabbau, RNA-Editing

Regulation der Transkription

9.17 Welche Funktion haben Transkriptionsfaktoren ?

Transkriptionsfaktoren sind Proteine, die durch nicht-kovalente Bindung an die DNA die Transkription regulieren.

9.18 a) Was sind die Bindungsstellen der Transkriptionsfaktoren ? b) Welche Klassen von Transkriptionsfaktoren werden unterschieden ?

a) Promotor, Enhancer, Silencer b) allgemeine und spezielle Transkriptionsfaktoren

9.19 Nennen Sie Beispiele für Transkriptionsfaktoren mit genereller und mit spezifischer Funktion.

Generelle Transkriptionsfaktoren:
TFIID: bindet an TATA Box des Promotors unter Entstehung des Präinitiationskomplexes

Spezifischer Transkriptionsfaktor:
p53: unterbricht den Zellzyklus nach DNA-Schäden

9.20 In welchen Kompartimenten der Zelle findet man Transkriptionsfaktoren ?

Zellkern, Mitochondrien

9.21 Welche chemischen Wechselwirkungen findet man zwischen Transkriptionsfaktoren und der DNA ?

- Unspezifische polare Wechselwirkungen zum negativen Phosphatrückgrat der DNA (Zink-Finger-Domäne, Leucin-Zipper)
- H-Brücken zwischen Aminosäuren (Glutamin, Arginin) und Basen der DNA (Homöodomäne)

10 Translation

tRNA und Aminoacyl-t-RNA-Synthetasen

10.1 a) Welches Enzym katalysiert die Bildung der prä-tRNA ? b) Erläutern Sie die Prozessierung zur reifen tRNA.

a) RNA-Polymerase III b) Basenmodifikation (Methylierung, Desaminierung, Reduktion), limitierter Abbau durch Ribonukleasen, Anfügen der Trinukleotidsequenz CCA am 3'-OH-Ende

10.2 Welche Stellen der tRNA sind funktionell wichtig ?

- Aminosäure-Bindungsstelle am 3'OH-Ende
- Anticodon

10.3 a) An welcher funktionellen Gruppe der tRNA wird die AS angelagert ? b) Welche Art der chemischen Bindung liegt hier vor ?

a) 3'-OH-Gruppe am 3'-Ende der tRNA; b) Esterbindung

10.4 a) Welche Funktion hat das CCA-Ende der tRNA ? b) Welche Reaktion findet dort statt ?

a) Die Trinukleotidsequenz wird posttranskriptionell als Konsensussequenz am 3'-Ende der tRNA angefügt. Die 3'-OH-Gruppe ist die Aminosäure-Bindungsstelle. b) Die Aminosäure wird als Carbonsäureester an die 3'-OH-Gruppe der tRNA angelagert.

10.5 Was ist der Grund für Wobblepositionen im Codon und Anticodon ?

Es gibt nur etwa 40-50 tRNAs aber 64 Codons, d.h. es existiert nicht für jedes Basentriplett eine tRNA.

10.6 a) Wieso findet man Inosin an der Wobble-Position ? Wo ist die Wobble-Position ?

a) Inosin enthält die Base Hypoxanthin, die eine Paarung mit Uracil, Cytosin und Adenin ermöglicht.
b) Anticodon: erste Position im Triplett; Codon: dritte Position im Triplett

10.7 Welche Enzyme sind Übersetzer des genetischen Codes ?

Übersetzer = Aminoacyl-t-RNA-Synthetasen

Die Aminoacyl-t-RNA-Synthetasen verbinden eine Aminosäure mit der zugehörigen tRNA und haben damit eine Vermittlerfunktion zwischen dem genetischem Code und den Aminosäuren.

10.8 a) Über welche funktionelle Gruppe werden AS für die Translation aktiviert ? b) Welcher Cofaktor und welches Enzym sind an der Aktivierung beteiligt ?

a) Carboxylgruppe b) Cofaktor: ATP; Enzym: Aminoacyl-tRNA-Synthetase

10.9 Beschreiben Sie den Mechanismus der Aminoacyl-tRNA Synthese.

1.)Aktivierung der Aminosäure mit ATP unter Bildung von 5'-Aminoacyladenylat:
AS + ATP → 5'-Aminoacyl-AMP + PP_i
2.) Transfer der aktivierten Aminosäure auf die 3'-OH-Gruppe der tRNA:
Aminoacyl-AMP + tRNA → Aminoacyl-tRNA + AMP

10.10 a) Wie viele Aminoacyl-tRNA-Synthetasen gibt es ? b) Welche Reaktion wird von diesen Enzymen katalysiert ? c) Wie viele energiereiche Bindungen werden dabei gespalten ?

a) 20 (für jede proteinogene Aminosäure)
b) Aktivierung der AS und Verbindung der AS mit der tRNA
c) es werden zwei energiereiche Verbindungen verbraucht

- AS + ATP → 5'-Aminoacyl-AMP + PP_i;
- $PP_i \rightarrow 2\ P_i$

10.11 Erläutern Sie die Bildung von Selenocysteinyl-tRNA.

Zunächst wird die Seryl-tRNA unter katalytischer Wirkung der Seryl-tRNA-Synthetase gebildet. Anschließend wird die Seryl-tRNA durch die Selenocystein-Synthase mit Monoselenophosphat zur Selenocysteinyl-tRNA umgesetzt.

Mechanismus der Translation

10.12 Über welche chemische Bindung interagiert die tRNA mit der mRNA am Ribosom ?

H-Brücken (Basenpaarung)

10.13 Welche Bedeutung haben die drei Bindungsstellen für tRNAs am Ribosoms ?

Aminosäurebindungsstelle: Eintritt einer neuen Aminoacyl-tRNA
Peptidylbindungsstelle: Bindung des wachsenden Peptids
„Exit"-Stelle: Entfernung der aminosäurefreien tRNA

10.14 Beschreiben Sie die Initiation der Translation.

- Verbindung der mRNA mit der 40 S Untereinheit des Ribosoms
- Anlagerung der Met-tRNA unter Mitwirkung des Initiationsfaktors eIF2
- unter GTP-Hydrolyse und Abspaltung der Initiationsfaktoren wird die 60 S Untereinheit des Ribosoms angelagert unter Bildung des 80 S Initiationskomplexes

10.15 Welche energiereiche Verbindung ist an der Peptidyltransferase Reaktion der 28 S rRNA beteiligt ?

GTP als Energielieferant

10.16 Nennen Sie drei Faktoren der Translation, die GTP binden.

- eIF2,
- eEF1-α,
- eEF 2

10.17 Nennen Sie Mechanismen zur Regulation der Translation.

- reversible Phosphorylierung von Translationsfaktoren
- regulatorische RNA (micro-RNA),
- Antibiotika (pharmakologisch)

10.18 Was sind Polysomen und welche Funktion haben sie ?

Polysomen entstehen, wenn mehrere Ribosomen mit einer mRNA verbunden sind, so dass gleichzeitig an verschiedenen Stellen der mRNA das gleiche Protein gebildet werden kann.

10.19 Beschreiben Sie den Wirkmechanismus des Diphterietoxins ?

Hemmung der Translation durch ADP-Ribosylierung von eEF2

11 Posttranslationale Modifikation

11.1 Welche posttranslationalen Modifikationen findet man beim Tyrosin ?

Phosphorylierung, Iodierung

11.2 Welche Bedeutung hat die posttranslationale Acylierung von Proteinen ?

Das Protein erhält durch die Fettsäuremodifikation lipophile Eigenschaften als Voraussetzung für die Verankerung in Membranen („Lipidanker").

11.3 a) Welchen Einfluss hat die γ-Carboxylierung von Glutamatresten auf die Eigenschaften von Proteinen ? b) Wo findet man diese Modifikation ?

a) Die γ-Carboxylierung von Proteinen führt zu einer Negativierung der Proteinoberfläche, indem zusätzliche Carboxylgruppen eingebaut werden.
b) Die γ-Carboxylierung von Vitamin-K-abhängigen Gerinnungsfaktoren ist Voraussetzung für die Verankerung der Faktoren mit Membranen, wobei eine Komplexbildung der Carboxylgruppen mit Calcium und negativen Phospoholipiden von Membranen (z.B.: von Thrombozyten) stattfindet.

11.4 Wie können Enzyme durch posttranslationale Modifikationen aktiviert werden ?

Phosphorylierung: Hormonsensitive Lipase etc.
limitierte Proteolyse: Gerinnungsfaktoren, Komplementfaktoren etc.

11.5 Wie werden CDKs durch posttranslationale Modifikation in der Aktivität beeinflusst ?

durch Phosphorylierung

11.6 Welche posttranslationalen Modifikationen erfolgen im ER ?

- Glykosylierung
- Bildung von Disulfidbrücken
- limitierte Proteolyse

11.7 a) In welchen Zellorganellen kommt Dolicholphosphat vor ? b) Was ist die Funktion von Dolicholphosphat ?

a) im ER; b) N-Glykosylierung von Proteinen: Ein Oligosaccharid wird am Dolicholphosphat aufgebaut und nachfolgend N-glykosidisch an einen Asparaginrest des Proteins angelagert.

12 Mutationen, Rekombination, Epigenetik

Chromosomenmutationen

12.1 Wie entsteht das „Philadelphia Chromosom“ und welches Krankheitsbild resultiert aus dieser Chromosomenmutation ?

Das Philadelphiachromosom ist ein fehlerhaftes Chromosom, das durch Translokation zwischen dem Chromosom 9 und dem Chromosom 22 entsteht. Das Genprodukt ist das BCR-abl-Fusionsprotein, welches eine dauerhafte Tyrosinkinaseaktivität zeigt. Dies führt zu einer unkontrollierten Zellproliferation und verursacht die chronisch myeloische Leukämie.

Genmutationen

12.2 Erläutern Sie den Begriff „Nonsense Mutation“.

Durch eine Punktmutation entsteht ein Stopcodon, welches zu einem vorzeitigen Abbruch der translationalen Polypeptidsynthese führt, so dass ein i.a. funktionsloses verkürztes Protein gebildet wird.

12.3 Nennen Sie drei Folgen eines Nukleotidaustauschs in einem Gen.

- keine Konsequenz (stille Mutationen)
- Funktionsverlust durch veränderte Primärstruktur
- Verändertes Protein bekommt eine toxisches Wirkung

12.4 Was ist die Folge der Insertion eines Nukleotids nach dem Beginn der kodierenden Sequenz ?

Rasterschub-Mutation: die Basentripletts erhalten, ausgehend vom Mutationsort, eine veränderte Sequenz

12.5 Wieso ist es möglich, dass der Austausch einer Base in der DNA keine Auswirkungen auf Proteinebene hat ?

Der genetischer Code ist degeneriert, so dass trotz eines veränderten Basentripletts für die gleiche Aminosäure codiert werden kann. Es liegt eine sog. stumme Mutation vor.

12.6 Wodurch werden spontane Mutationen verursacht ?

- Depurinierung
- Desaminierung
- Tautomerie
- Oxidation (Bildung von 8-Oxoguanin)

12.7 Nennen Sie chemische Veränderungen der DNA, die Mutationen auslösen ?

Depurinierung, Desaminierung, Tautomerie, Oxidation, Thymin-Dimer-Bildung durch UV Strahlung, Methylierung

12.8 Welche Basen sind bei der Desaminierung der DNA bevorzugt betroffen ?

Adenin, Cytosin

12.9 Was ist die Folge der Oxidation von Guanin zu 8-Oxoguanin ?

Mutationen durch falsche Basenpaarung (G-A statt G-C)

12.10 Nennen Sie Beispiele für chemische Mutagene.

Polyzyklische aromatische Kohlenwasserstoffe, Nitrosamine, Aflatoxine

12.11 Erläutern Sie den Wirkmechanismus von mutagenen Agenzien ?

Mutagene sind biologische, chemische oder physikalische Einflussfaktoren, die Veränderungen des Erbguts (Mutationen, Chromosomenaberrationen) hervorrufen.

12.12 Wie können DNA-Schäden auf zellulärer Ebene beseitigt werden ?

- Exonuklease Aktivität der DNA-Polymerase-δ
- Nukleotid-Exzisions-Reparatursystem
- Uracil-DNA-Glykosylase
- Photolyase
- O^6-Methyl-Guanin-Methyltransferase

12.13 Wie erfolgt die Reparatur bei der Replikation, nachdem fälschlicherweise dUTP eingebaut wurde ?

Bei falscher Basenpaarung während der Replikation erfolgt ein Replikationsstop, damit die fehlerhafte Base durch die Exonukleaseaktivität der DNA-Polymerase-δ entfernt werden kann.

12.14 a) In welches Nukleotid kann CMP leicht umgewandelt werden ? b) Wie unterscheiden sich die beiden Verbindungen strukturell ? c) Welche Folgen kann eine derartige chemische Veränderung der DNA haben ?

a) UMP; b) CMP besitzt eine Aminogruppe; c) falsche Basenpaarung bei der Replikation (UA statt CG); nach zwei Zyklen wird das Basenpaar GC durch das Basenpaar AT ausgetauscht

12.15 Welche Funktion hat die Uracil-DNA-Glykosylase ?

Das Reparaturenzym ist nach einer oxidativen Desaminierung von Cytosin (endogene Mutation) aktiv. Es erfolgt die hydrolytische Abspaltung der fehlerhaften Base Uracil aus dem Nukleotid.

12.16 Welche Basen der DNA sind bei Methylierungen im Rahmen von endogenen und induzierten Mutationen häufig betroffen ?

Guanin, Adenin

12.17 Wieso sind CpG Dinukleotidmotive anfällige Stellen für Mutationen ?

Cytosin liegt gehäuft in methylierter Form vor. Diese Methylierung begünstigt eine oxidative Desaminierung zu Thymin. Dieser Fehler kann zu einer dauerhaften Mutation führen, während ein DNA-Fehler durch direkte Desaminierung von Cytosin zu Uracil meist durch DNA-Reparatursysteme (Uracil-DNA-Glykosylase) beseitigt wird.

12.18 a) Erläutern Sie die hydrolytische Depurinierung der DNA. b) In welchen Schritten wird dieser Fehler repariert ?

a) Die Depurinierung , als endogene Mutation, ist die hydrolytische Abspaltung einer Purinbase (z.B.: Adenin) aus einem Nukleotid der DNA. Es entsteht eine informationslose Stelle.

b) Zunächst spaltet die AP(apurinische)-Endonuklease die Phosphodiesterbindung des informationslosen Nukleotids. Eine Exonuklease entfernt nach Öffnung der Nukleinsäurekette das geschädigte Nukleotid. In der Folge wird die entstandene Lücke durch die DNA-Polymerase-β aufgefüllt und die letzte Phosphodiesterbindung durch die DNA-Ligase geschlossen.

12.19 Nennen Sie Möglichkeiten der Beseitigung von Thymin-Dimeren aus der DNA.

Photolyasereaktion, Nukleotid-Exzisionsreparatur (NER), Basen-Exzisions-Reparatur (BER)

12.20 Über welche chemische Modifikation kann bei der DNA-Reparatur der neusynthetisierte DNA-Strang vom Elternstrang unterschieden werden ?

Der neue Strang ist unmethyliert.

12.21 Welche Krebserkrankung wird durch Mutationen in den Genen BRCA1 und BRCA2 begünstigt ?

Brustkrebs

12.22 a) Welcher Gendefekt verursacht die Duchenne-Muskeldystrophie ? b) Wieso verursacht eine Punktmutation den Funktionsverlust des Proteins ?

a) Defekt im Dystrophin-Gen: Dystrophin ist ein Strukturprotein des Sarkolemms, welches an der Vernetzung der Skelettmuskelfasern mit dem Bindegewebe beteiligt ist (Erbgang: X-chromosomal rezessiv). b) Punktmutationen können zu beschleunigt abgebauten Proteinen führen, da die AS-Sequenz des Proteins verändert ist. Ferner können bei nonsense-Mutationen ,durch Bildung eines Stopcodons, verkürzte funktionslose Proteine generiert werden. Neben Punktmutationen findet man bei der Duchenne Muskeldystrophie Duplikationen und Deletionen , die eine Leserasterverschiebung bewirken.

12.23 a) Welche Konsequenz hat eine nonsense Mutation im Gen für CFTR ? b) Welches Krankheitsbild steht im Zusammenhang mit Mutationen in diesem Gen ? c) Wie hoch ist das Krankheitsrisiko für ein Kind, dessen Eltern heterozygote Merkmalträger sind ? d) Welcher Erbgang liegt vor ?

a) Einbau eines Stopcodons → Nonsense-Mutation im CFTR-Gen, das für einen Chlorid-Kanal codiert; b) Mukoviszidose; c) 25% ; d) autosomal-rezessiv

12.24 Was ist die genetische Ursache des Krankheitsbildes Xeroderma pigmentosum ?

Defekt der Nukleotidexzisionsreparatur bei Mutationen (insbesondere die Reparatur bei UV-Licht induzierter Thymin-Dimerbildung)

12.25 Erläutern Sie das Prinzip des autosomal-dominanten Erbgangs ?

Man spricht von einem autosomal dominanten Erbgang, wenn bereits ein defektes Gen auf den homologen Autosomen zur Krankheit führt.

Rekombination und Epigenetik

12.26 Was ist die Grundlage der „homologen Rekombination" ?

Es müssen homologe, doppelsträngige DNA Abschnitte vorliegen. Homolog bedeutet, dass eine große Ähnlichkeit in der Nukleotidsequenz vorliegt.

12.27 Nennen Sie Beispiele für die homologe Rekombination.

Meiose; Reparaturmechanismen (Doppelstrangbrüche)

12.28 a) Erklären Sie den Begriff „Imprinting". b) Beschreiben Sie Mechanismen für das Imprinting eines Gens. c) Welche Erkrankungen entstehen durch fehlerhaftes Imprinting? Nennen Sie zwei Beispiele.

a) Bei Imprinting handelt es sich um ein epigenetisches Phänomen basierend auf der Methylierung der DNA bzw. von Histonen. Diese chemische Modifikation wird weitervererbt (unabhängig von der klassischen Mendelschen Vererbungslehre) und führt zur Inaktivierung von Allelen. b) Methylierung, Histonmodifikation; c) Prader-Willi-Syndrom; Angelmann-Syndrom

12.29 Wie wird die Methylierung der DNA bei der Replikation weitergegeben ?

Durch semikonservative Replikation verbleibt ein methylierter Elternstrang. Der neu synthetisierte Tochterstrang wird nachträglich durch Methyltransferasen methyliert.

12.30 Nennen Sie biochemische Funktionen der Methylierung der DNA ?

Inaktivierung; Markierung bei Reparaturmechanismen infolge falscher Basenpaarungen

12.31 Wie wird das X-Chromosom inaktiviert ?

Es wird in Zellen weiblicher Säugetiere nur ein X-Chromosom abgelesen, indem das zweite X-Chromosom durch Imprinting inaktiviert wird, dies mit dem Ziel, eine Überexpression X-Chromosom-gebundener Gene zu verhindern.

Mechanismen:

- Methylierung von Cytosin im Promotorbereich der Gene
- Chemische Modifikation von Histonen (Methylierung, Deacetylierung)

13 Antibiotika, Zytostatika und Toxine

13.1 Nennen Sie zwei Hemmstoffe der Translation.

Streptomycin: Aminoglycosid-Antibiotikum → Die Bindung der Aminoacyl-tRNA an die mRNA wird inhibiert, so dass bei Prokaryonten die mRNA-Ablesung gehemmt wird.

Tetrazykline: Antibiotika, die die prokaryontische Translation hemmen, indem die Aminoacyl-tRNA-Bindung an die mRNA gestört wird.

13.2 Erläutern Sie den Wirkmechanismus von Antibiotika. Nennen Sie zwei Beispiele

Penicilline: hemmen die bakterielle Zellwandsynthese (D-Alanin-Transpeptidasehemmer)

Sulfonamid-Antibiotika: hemmen die bakterielle Folsäuresynthese

13.3 Wie wirkt Chloramphenicol ?

Antibiotikum, das die bakterielle Translation hemmt (Peptidyltransferasehemmer)

13.4 a) Wie wirkt α-Amanitin ? b) Erläutern Sie den Mechanismus.

a) Hemmer der Transkription; b) „Pilzgift“ (Knollenblätterpilz): hemmt die RNA-Polymerase II durch Ubiquitinierung (Störung der Proteinbiosynthese)

13.5 Nennen Sie zwei Hemmstoffe der eukaryontischen Nukleotidbiosynthese.

Methotrexat (Zytostatikum): hemmt die Dihydrofolatreduktase und konsekutiv die Thymidylatsynthese

5-Fluorouracil (Zytostatikum): hemmt als Pyrimidinanalogon (Antimetabolit) die Thymidylatsynthase

13.6 Was sind die Substrate bei der Biosynthese von Desoxyribonukleotiden ? b) Welches Enzym katalysiert die Reaktion ? c) Nennen Sie einen Hemmstoff dieses Enzyms. d) Zu welcher Wirkstoffklasse gehört dieser Hemmstoff ?

a) Nucleosiddiphosphate; b) Ribonukleotidreduktase; c) Hydroxyharnstoff; d) Zytostatikum

13.7 In welchem Organ werden Proteaseinhibitoren gebildet und welche Funktion haben sie?

Bildungsort: Leber; Proteaseinhibitoren hemmen proteolytische Enzyme und grenzen damit den Protein- oder Peptidabbau ein. Ein wichtiger physiologischer Proteaseinhibitor ist α-1-Antitrypsin, welches als Plasmabestandteil einen Abbau von Bluteiweißen verhindert.

14 Zellzyklus, Apoptose und Autophagie

Zellzyklus

14.1 Nennen zwei Kontrollpunkte des Zellzyklus.

vor der S- Phase (Replikation) und vor der M-Phase (Mitose) zur Kontrolle von DNA-Schäden

14.2 Nennen Sie Regulatoren des Zellzyklus.

- p53 (Tumorsuppressorprotein)
- p21 (CDK-Inhibitor 1)
- CDK (Cyclin-abhängige Kinasen)
- Cycline
- CKI (Inhibitoren des CDK-Cyclin-Komplexes)

14.3 a) In welchem Stoffwechselprozess findet man Cycline ? b) Erläutern Sie den Wirkmechanismus.

a) Zellzyklus b) Cycline steuern die Kinaseaktivität der CDKs, wodurch in der Folge Retinoblastomproteine (RB-Proteine) phosphoryliert werden. RB-Proteine inhibieren im nicht-phosphorylierten Zustand den Transkriptionsfaktor E2F.

14.4 Wie erfolgt die Aktivierung und die Inaktivierung von CDKs ?

Aktivierung: Phosphorylierung (Thr161), Assoziation mit Cyclinen
Inaktivierung: Phosphorylierung (Thr14/Tyr15), Assoziation mit CDK Inhibitoren

Apoptose und Autophagie

14.5 a) Was ist die Funktion der Apoptose ? b) Wie kann die Apoptose induziert werden ?

a) Apoptose während der Embryonalentwicklung, Zerstörung von virusbefallenen Zellen, Beseitigung von Zellen mit DNA-Schäden, Beseitigung von Tumorzellen, klonale Deletion von autoaggressiven Lymphozyten b) Extrinsisches System: über T-Zellen (Fas- oder TNF-Rezeptor vermittelt) und über Caspasen (8 und 3); Intrinsisches System: über p53 und p21

14.6 Welche Veränderung beobachtet man bei der Apoptose a) an den Proteinen, b) an der Plasmamembran und c) an der DNA ?

a) Caspasen aktivieren Proteasen, die Zellproteine abbauen; b) Die Asymmetrie der Plasmamembran geht verloren. Phosphatidylserin wird an die Zelloberfläche verlagert und bindet an Rezeptoren der Makrophagen. c) Die DNA kondensiert und wird durch caspasenaktivierte DNasen abgebaut.

14.7 a) Welche Enzyme sind für die Induktion der Apoptose wichtig ? b)Wie erfolgt die Aktivierung dieser Enzyme ?

a) Caspasen (spezifische Proteasen); b) Extrinsische: Fas-Rezeptor; Intrinsisch : p53

14.8 Welche regulatorische Funktion hat p53 ?

p53 fungiert als Transkriptionsfaktor für die Bildung des CDK Inhibitors p21. Die Apoptose wird über die Aktivierung von Caspasen mit Hilfe des induzierten Cofaktors BAX induziert.

14.9 a) Welche Funktionen hat p53 ? b) Wie ist der Wirkmechanismus von p53 nach einer Schädigung der DNA ?

a) Schutz vor DNA-Schäden, Mutationen und unkontrollierter Zellproliferation
b) Induktion der Apoptose über BAX; Stop des Zellzyklus über p21 für Reparaturmechanismen

14.10 Welche Bedeutung hat die Autophagie ?

- Rückbildung von Gewebe (z.B.: Rückbildung des Thymus)
- Abbau intrazellulärer Proteine und Organellen
- Abtötung von Bakterien
- Aminosäurenbildung im Hungerstoffwechsel

14.11 Erläutern Sie den Prozess der Autophagie ?

Verschmelzung von Autophagosomen und Lysosomen zum Autolysosom mit konsekutivem Abbau durch saure lysosomale Hydrolasen

14.12 Was sind Autophagosomen ?

Autophagosomen bilden sich de novo. Ein Auslöser kann eine Mangel an zellulären Aminosäuren oder geschädigte Mitochondrien, die durch Mitophagie beseitigt werden müssen, sein. Ein Autophagosom entsteht aus dem sog. Phagophor, einer Ansammlung von Membranen verschiedener Genese.

15 Proteintransport über Membranen

15.1 Wie werden Proteine in das ER transportiert ?

Cotranslational (Signalpeptid, SRP, SRP-Rezeptor, Translokationskanal, Signalpeptidase, GTP als Energiesubstrat)

Posttranslational (mit und ohne Rezeptor, mit Translokationskanal, ohne Beteiligung von SRP)

15.2 a) Welches Signal ist für den zielgerichteten Transport von Proteinen in das ER wichtig ? b) Was passiert mit dem Signal im ER ?

a) Signalpeptid (reich an hydrophoben Aminosäuren); b) Das Signalpeptid bindet an SRP (singnal recognition particle). Über den SRP-Rezeptor und den Translokationskanal erfolgt der Transport ins ER. Dort wird das Signalpeptid durch die Signalpeptidase proteolytisch abgetrennt.

15.3 a) Aus welchen Komponenten besteht SRP ? b) Welche Funktion hat SRP ?

a) RNA-Protein Komplex b) SRP (signal recognition particle) bindet an das Signalpeptid, das ein am Ribosom wachsendes Protein für den Transport in das ER markiert. Nach Anlagerung an den SRP-Rezeptor ist die cotranslationale Translokation des Proteins in das ER über den Translokationskanal möglich.

15.4 Über welche Komponenten werden Ribosomen am ER fixiert ?

SRP, SRP-Rezeptor, Translokationskanal

15.5 Beschreiben Sie die wesentlichen Schritte bei der Bildung eines sezernierten Proteins.

mRNA bindet an Ribosom → Signalsequenz wird tranlatiert → Signalsequenz bindet an SRP → Bindung an den SRP-Rezeptor → über den Translokationskanal erfolgt der cotranslationale Transfer in das ER → Im ER: limitierte Proteolyse, Proteinfaltung (z.B.: Disulfidbrückenbildung), Glykosylierung (N-glykosidisch) → Im Golgi-Apparat: Glykosylierung (O-glykosidisch) → Sekretproteine werden im Golgi-Apparat zu sekretorischen Granula zusammengefasst und verlassen die Zelle durch Exozytose

15.6 Beschreiben Sie den Transport von Proteine in die Peroxisomen.

Posttranslationale Translokation:
Proteine besitzen eine spezifische C-terminale Signalsequenz (Ser-Lys-Leu) → Signalsequenz wird im Cytosol von Pex5p (Signalsequenzrezeptor) erkannt → Transport zum Peroxisom → Translokation ins Innere des Peroxisoms über einen Proteinmembrankomplex (Energiesubstrat ist ATP)

15.7 Beschreiben Sie den Einbau von Transmembranproteinen in die Membran.

Zunächst erfolgt mit Hilfe von SRP und dem SRP-Rezeptor die Translokation der ersten Transmembrandomäne. Wenn diese transloziert worden ist, findet ein reguliertes Öffnen und Schließen des Translokationskanals statt und dieser wird wieder für die Synthese der zweiten Transmembrandomäne freigegeben. Eine Erkennungssequenz sorgt für den Stop des Einbaus einer Transmembrandomäne.

15.8 Wo erfolgt die Faltung eines Proteins?

Die Faltung der Proteine erfolgt im ER-Lumen mit Hilfe von Chaperonen (Faltungsproteine) unter ATP-Verbrauch.

15.9 Welche Mechanismen der Proteinsortierung gibt es? Nennen Sie zwei Beispiele.

- Signalpeptide für den cotranslationalen Transport in das ER
- Mannose-6-Phosphat-Rezeptor im Golgi-Apparat für lysosomale Enzym

16 Transport von Ionen und kleinen Molekülen

16.1 a) Durch welche Ionenpumpe wird die hohe intrazelluläre Konzentration an K^+-Ionen bewirkt ? b) Beschreiben Sie den Mechanismus des Ionentransports.

a) Na^+/K^+-ATPase b) Die Na^+/K^+-ATPase gehört zu den Ionenpumpen der P-Klasse. Für den Ionentransport ist eine transiente Phosphorylierung des Enzyms unter ATP-Verbrauch mit konsekutiver Konformationsänderung wichtig, was die Grundlage dafür ist, dass drei Na^+-Ionen in den Extrazellulärraum transportiert werden und im Austausch zwei K^+-Ionen in die Zelle gelangen.

16.2 Ouabain hemmt die Na^+/K^+-ATPase. Welche Konsequenzen hat dies für:

a) sekundär aktive Transportsysteme,
b) das Membranpotential der Zelle.

a) hemmt sekundär aktive Transporte, da diese durch einen Natriumgradienten angetrieben werden, der durch die Na^+/K^+-ATPase aufgebaut wird
b) wird positiver, da die Aktivität der Na^+/K^+-ATPase die Grundlage für das negative Ruhemembranpotential ist, welches insbesondere durch die Kaliumleitfähigkeit bestimmt wird

16.3 a) Welche Krankheit führt zu einem erhöhten Kochsalz-Gehalt im Schweiß ? b) Welcher Ionenkanal ist betroffenen ?

a) Cystische Fibrose (Mukoviszidose b) Chloridkanal

16.4 a) Wie ist der Erbgang der Mukoviszidose ? b) Welches Gen ist defekt ? c) Was sind typische Symptome der Erkrankung ?

a) autosomal rezessiv; b) membranständiger Chloridkanal; c) Störung der Schleimsekretion, salziger Schweiß, Elektrolytverluste, Verdauungsstörungen, bronchiale Obstruktion und Lungeninfekte, Pankreasinsuffizienz, Diabetes mellitus, Infertilität, Leberzirrhose

16.5 a) Nennen Sie einen Transmitter, der als Ligand für Ionenkanäle fungiert . b) Welche Funktion hat SERCA ?

a) Acetylcholin b) Ca^{2+}-Pumpe für die Wiederaufnahme von Calcium in das Sarkoplasmatische Retikulum

16.6 a) Beschreiben Sie den Aufbau des nicotinischen Acetylcholinrezeptors. b) Welche Funktion hat dieser Rezeptor ?

a) 5 Untereinheiten: 2 identische α-Untereinheiten (binden Acetylcholin) sowie je eine β-, γ- und δ-Untereinheit; die Untereinheiten bilden einen Kationenkanal. Der Durchtritt von Anionen wird durch negative geladene Aminosäuren (Glutamat, Aspartat) im Eingangsbereich des Kanals verhindert.

b) Ionotroper Rezeptor: Nach Bindung von Acetylcholin kommt es zum Einstrom von Natrium-Ionen und zum geringen Ausstrom von Kalium-Ionen

16.7 a) Erläutern Sie, warum der nicotinische Acetylcholinrezeptor undurchlässig für Anionen ist. b) Wie kann ansonsten die Öffnungswahrscheinlichkeit von Ionenkanälen reguliert werden ?

a) negative Überschussladung im Eingangsbereich der Kanäle; b) spannungsabhängige Ionenkanäle, mechanisch stimulierte Ionenkanäle

16.8 a) Welche Bedeutung hat die Acetylcholinesterase im synaptischen Spalt ? b) Welche Folgen hat eine irreversible Hemmung des Enzyms durch Gifte ?

a) hydrolytische Esterspaltung von Acetylcholin im synaptischen Spalt; b) dauerhafte Stimulation des Acetylcholin-Rezeptors, da ein Abbau des Acetylcholins nicht mehr möglich ist → Hypersekretion, unkontrollierter Harn- und Stuhlabgang, Bronchospasmus, Atemlähmung (Überstimulation des Parasympathikus)

16.9 Wie kann die Wirkung des Curare antagonisiert werden ?

Curare ist ein Antagonist des nicotinischen Acetylcholinrezeptors. Die Wirkung kann z.B. durch Neostigmin (indirektes Parasympathomimetikum) aufgehoben werden, da Neostigmin die Acetylcholinesterase hemmt und somit die Acetylcholinkonzentration im synaptischen Spalt erhöht. Curare wirkt als kompetitiver Antagonist am Rezeptor, so dass seine Wirkung durch hohe Acetylcholinkonzentrationen abgeschwächt werden kann.

16.10 Was bewirkt Acetylcholin an der neuromuskulären Endplatte ?

Na^+-Einstrom (geringer K^+-Ausstrom) nach Bindung von Acetylcholin an den nicotinischen Rezeptor (N1) → Bildung eines Endplattenpotentials → Auslösen eines Aktionspotentials nach Überschreiten des Schwellenpotentials durch Öffnung von spannungsabhängigen Na^+-Kanälen

16.11 Wie erfolgt der Wassertransport über die Plasmamembran von Erythrozyten ?

über Aquaporine

16.12 Wie können Moleküle gegen einen Konzentrationsgradienten durch Membranen transportiert werden ?

aktiver Transport; sekundär-aktiver Transport (Na^+-Glucose-Symport)

16.13 a) Über welchen Transporter wird Glucose im Darm resorbiert ? b) Welcher Transportmechanismus liegt hier vor ?

a) SGLT1 b) sekundär aktiver Transport: dieser kommt nicht direkt durch ATP-Verbrauch zustande, sondern durch einen Natrium-Gradienten, der durch einen primär aktiven Transport erzeugt wird.

17 Zellorganellen und Membranen

17.1 Ordnen Sie folgende Stoffwechselvorgänge den passenden Organellen zu: Fettsäuresynthese, Ketonkörper-Synthese, Biotransformation, Pentosephosphatweg, Glykosylierung von Membranproteinen

Fettsäuresynthese: Cytosol
Ketonkörper-Synthese: Mitochondrium
Biotransformationen: Glattes ER
PPZ: Cytosol
Glykosylierung: ER, Golgi-Apparat

17.2 a) Welche nicht-proteinogene Verbindung ist an der Glykosylierung im ER beteiligt ? b) Welche chemische Eigenschaft bestimmt die Lokalisation dieser Verbindung ?

a) Dolicholpyrophosphat b) lipophil (Isoprenoid): Lokalisation in der Membran des ER

17.3 Wo sind Calnexin und Calreticulin lokalisiert ?

Chaperone im ER
Funktion: Faltungshelfer für Proteine

17.4 Was versteht man unter ERAD ?

ERAD = ER-associated-protein-degradation

Falsche gefaltete Proteine werden aus dem ER ausgeschleust und im Cytosol nach Markierung mit Ubiquitin proteasomal abgebaut.

17.5 Für welche Organellen sind saure Hydrolasen typisch ?

Lysosomen

17.6 Erläutern Sie den Transport von lysosomalen Proteinen in die Lysosomen.

An lysosomale Enzyme wird im ER durch N-Glykosylierung Mannose angelagert. Es erfolgt dann der Transport in den cis-Golgi-Apparat, wo eine Phosphorylierung zu Mannose-6-Phosphat (M6P) stattfindet. Im trans-Golgi-Apparat wird M6P durch einen membranständigen Mannose-6-Phosphat-Rezeptor gebunden und dadurch für die Einschleusung in Lysosomen sortiert.

**17.7 a) Welche Funktion hat der Mannose-6-Phosphat-Rezeptor ?
b) Welche Konsequenzen hätte ein Fehlen des Rezeptors ?**

a) Sortiersignal für lysosomale Enzyme; b) Es entstehen Lysosomale Speichererkrankungen, da lysosomale Enzyme nicht für die Lokalisation in Lysosomen sortiert werden können.

17.8 Wie können Membranproteine in der Membran verankert sein ? Nenne zwei Beispiele.

- Prenylanker (Isoprenreste)
- GPI(Glykosylphosphatidylinositol)-Anker

17.9 Zahlreiche Zellen zeigen einen polaren Aufbau. Erläutern Sie die Anordnung der Organellen in solchen Zellen.

Basaler Bereich: Mitochondrien, Zellkern [Proteinsynthese und Energieerzeugung]
Apikaler Bereich: ER, Golgi-Apparat [Bereich der Sekretion]

18 Muskel, Motilität und Motorproteine

Muskelgewebe

18.1 Erklären Sie die Bedeutung von Troponinen in der klinischen Chemie.

Troponine sind globuläre Proteine und mit den Aktinfilamenten verbunden

Troponin T: verbunden mit Tropomyosin
Troponin I: inhibitorisches Troponin mit starker Affinität zum Aktin
Troponin C: Bindungsstelle für Calcium

Nach Bindung von Ca^{2+} an Troponin C findet eine Konformationsveränderung statt, die dazu führt, dass Tropomyosin verlagert wird und die Bindungsstelle für Myosin am Aktin freigibt.

Diagnostische Bedeutung: ein Anstieg der Troponine im Serum ist ein Indikator für einen Herzinfarkt (cardiales Troponin: cTnT und cTnI)

18.2 a) Welche Bedeutung hat Ca^{2+} für die Interaktion von Myosin und Aktin im Skelettmuskel ? b) Woher stammen die Ca^{2+}-Ionen ?

a) Ca^{2+} bindet an Troponin C → Verlagerung von Tropomyosin → Freigabe der Bindungsstelle für Myosin am Aktin; b) Sarkoplasmatisches Retikulum

18.3 Erläutern Sie die Modifikation des Myosins bei der Kontraktion der glatten Muskelzelle ?

Die Myosin-Leichte-Kette wird durch die Myosin-Leichte-Kette-Kinase phosphoryliert.

18.4 Nennen Sie Energiespeicher im Muskel.

Kreatinphosphat, ATP, Glykogen

18.5 a) Wie erfolgt die Sauerstoffbindung in der Muskelzellen ? b) Wie kann in der Muskelzelle rasch ATP bereitgestellt werden ?

a) durch Myoglobin b) Mobilisierung von Kreatinphosphat (KP + ADP → ATP + K)

Cytoskelett und Motilität

18.6 Was sind Motorproteine ?

Motorproteine sind Cytoskelettproteine, die für intrazelluläre Transporte und Zellbewegungen verantwortlich sind (Myosine , Aktin, Dyneine, Kinesine).

18.7 a) Welche Komponenten des Cytoskeletts sind für den vesikulärer Transport verantwortlich ? b) Welche Motorproteine sind in diesen Transport involviert ?

a) Mikrotubuli; b) Mikrotubuli-assoziierte Motorproteine: Kinesin, Dynein

18.8 Welche Motorproteinen sind für den axonalen Transport von Vesikeln zu den synaptischen Endigungen wichtig ?

Kinesin (Motorprotein für den axonalen Transport in Neuronen)

19 Blut

Erythrozyten und Erythrozytenstoffwechsel

19.1 a) Welches Hormon stimuliert die Erythropoese ? b) Wo wird das Hormon gebildet ?

a) Erythropoetin b) in peritubulären Kapillarendothelzellen der Niere und in geringen Mengen in den Hepatozyten (pränatal hauptsächlich in den Hepatozyten)

19.2 Was ist der Normbereich des Hämatokrit bei einem gesunden Mann ?

0,41 - 0,53 [l/l]

19.3 a) Erläutern Sie die Funktion von Spektrin in Erythrozyten. b)Welches Krankheitsbild resultiert durch eine Mutation im Spektrin-Gen ?

a) Spektrin gehört zum Membranskelett der Erythrozyten. Durch Assoziation mit anderen Membranskelettproteinen, wie Ankyrin und Bande 4.1 Protein, erfolgt eine Bindung an Aktin. Dieses Membranskelett ist die Grundlage für die Verformbarkeit der Erythrozyten und für die Stabilität der Erythrozytenmembran. b) Sphärozytose (hämolytische Anämie)

19.4 a) Über welchen Transporter wird Glucose in die Erythrozyten aufgenommen ? b) Um welche Art des Transports handelt es sich ? c) Was ist die treibende Kraft für diesen Transport ?

a) GLUT-1; b) erleichterte Diffusion; c) Konzentrationsgradient

19.5 Wie erfolgt die Energiegewinnung in Erythrozyten?

anaerobe Glykolyse

19.6 Wie ist Glutathion aufgebaut ?

Glutathion (γ-Glutamylcysteinylglycin) besteht aus den Aminosäuren Glutaminsäure, Cystein und Glycin, wobei die Glutaminsäure über die γ-Carboxylgruppe säureamidartig mit Cystein verbunden ist.

19.7 Welche Funktion hat Glutathion in den Erythrozyten.

Glutathion ist ein erythrozytäres Redoxsystem, das dem Oxidationsschutz sulfhydrylgruppenhaltiger Erythrozytenenzyme und Membranproteine dient. Die reduzierte Form des Glutathion (GSH) wird in der $NADPH+H^+$- abhängigen Glutathionreduktasereaktion regeneriert. Reduziertes Glutathion dient in der Glutathionperoxidasereaktion der Beseitigung von H_2O_2, welches aus aggressiven Sauerstoffspezies , wie den Superoxidanionen, gebildet wird. Das Superoxidanion entsteht bei der Oxidation von Hämoglobin zu Methämoglobin und wird in der Superoxiddismutasereaktion zu H_2O_2 umgesetzt.

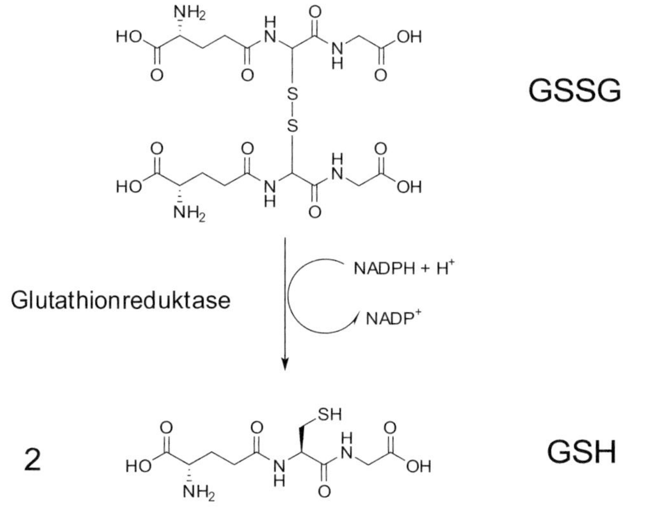

GSH: Glutathion (γ-Glutamylcysteinylglycin) ; reduzierte Form
GSSG: Glutathion; oxidierte Form

19.8 Welche Aminosäure findet man im aktiven Zentrum der Glutathionperoxidase ?

Selenocystein

19.9 Hämolytische Anämien können bei einem bestimmten Gendefekt durch den Genuss von peroxidbildenden Lebensmitteln ausgelöst werden. a) Welches Gen ist betroffen ? b) Wieso kommt es zu einer Anämie ?

a) das Gen, das für die Glucose-6-Phosphat-Dehydrogenase codiert; b) Der Glucose-6-Phosphat-DHG-Defekt verursacht einen Mangel an NADPH + H^+, welches für die Regeneration von erythrozytärem, reduziertem Glutathion erforderlich ist. Der Oxidationsschutz ist beeinträchtigt, so dass die Lebensdauer der Erythrozyten sinkt.

19.10 a) In welchem Stoffwechselweg wird 2,3-Bisphosphoglycerat gebildet ? b) Wie beeinflusst das Molekül den Sauerstofftransport ?

a) Glykolyse (aus 1,3-Bisphosphoglycerat in der 2,3-Bisphosphoglyceratmutasereaktion); b) die Affinität des Hämoglobins für Sauerstoff wird geringer (Rechtsverschiebung der O_2-Bindungskurve)

Hämoglobin

19.11 Nennen Sie die prosthetische Gruppe des Hämoglobins

Häm (Porphyrinringsystem)

19.12 Welche Ladung muss das Eisen im Hämoglobin haben, um Sauerstoff binden zu können ?

Fe^{2+}

19.13 In welchen Zellkompartimenten findet die Hämoglobinsynthese statt ?

Die Hämoglobinsynthese erfolgt im Proerythroblasten- und Erythroblastenstadium der Erythropoese
Hämsynthese: Mitochondrium, Cytosol
Globinsynthese: Ribosomen des Cytosols

19.14 a) Wo findet man Myoglobin ? b) Welche Funktion hat Myoglobin ?

a) Muskulatur b) Sauerstoffspeicher

19.15 Zeichnen Sie vergleichend die Sauerstoffbindungskurven von Hämoglobin und Myoglobin. Was ist die chemische Grundlage des unterschiedlichen Kurvenverlaufs ?

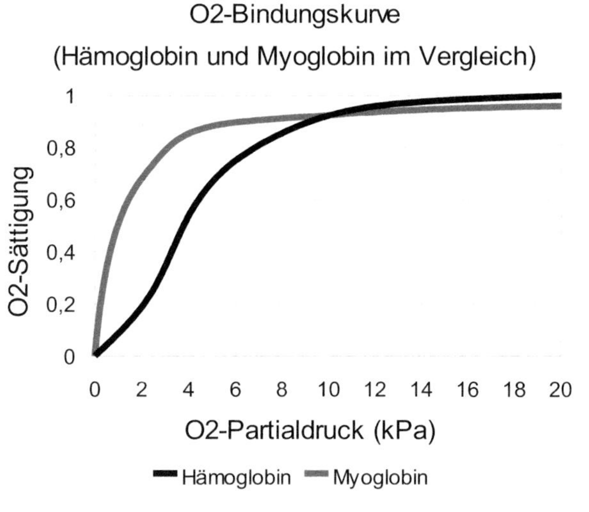

Der sigmoidale Verlauf der Sauerstoffbindungskurve des Hämoglobins liegt im tetrameren Aufbau des Moleküls begründet. Die Bindung von O_2 an das Häm einer Peptidkette verändert die Konformation des gesamten Hämoglobins derart, dass die Bindung weiterer O_2-Moleküle an die freien Hämgruppen begünstigt ist. Man spricht von Kooperativität der O_2-Bindung. Die Sauerstoffbindungskurve des monomeren Myoglobins ist hyperbolisch. Eine Kooperativität der O_2-Bindung ist hier also nicht möglich.

19.16 Skizzieren Sie die Sauerstoffbindungskurven für fetales und adultes Hämoglobin.

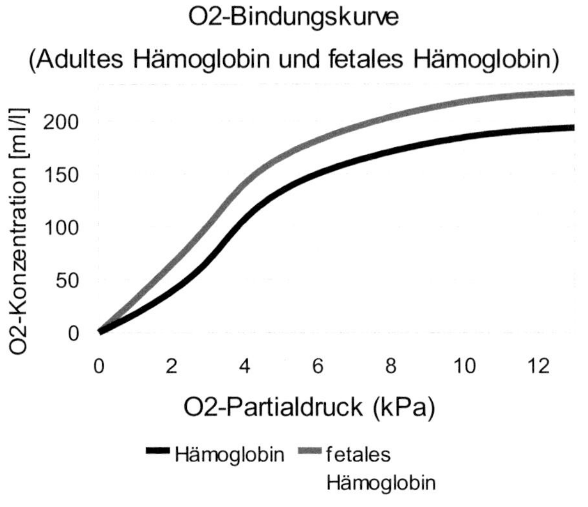

Fetales Hämoglobin (HbF) besitzt eine höhere O_2-Affinität als adultes Hämoglobin (HbA). Daher ist die O_2-Bindungskurve des HbF im Vergleich zur Kurve des HbA nach links verschoben. D. h.: für einen gegebenen O_2-Partialdruck ergibt sich für HbF eine stärkere Sättigung als für HbA.

19.17 Durch welchen biochemischen Mechanismus kompensiert der Embryo den niedrigen O_2-Partialdruck in der Plazenta ?

durch die hohe Sauerstoffbindungsaffinität des fetalen Hämoglobins

19.18 Welche Parameter führen zur Rechtsverschiebung der Sauerstoffbindungskurve des Hämoglobin ?

- pH-Wert ↓
- pCO_2 ↑
- Temperatur ↑
- 2,3-Bisphosphoglycerat (2,3-BPG) ↑

19.19 Zeichnen Sie die O_2-Bindungskurve des Hämoglobins bei unterschiedlichen Konzentrationen von 2,3-Bisphosphoglycerat.

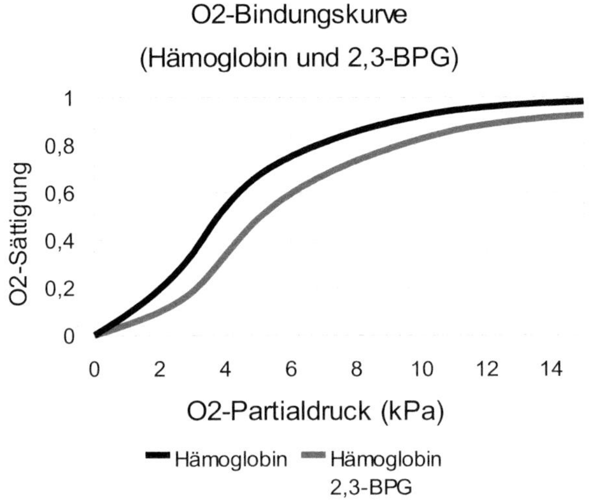

19.20 Erläutern Sie die physiologische Bedeutung der Rechtsverschiebung der Sauerstoffbindungskurve.

Eine Rechtsverschiebung der O_2-Bindungskurve zeigt eine verminderte O_2-Affinität an. Die O_2-Abgabe wird also begünstigt. Eine Rechtsverschiebung beobachtet man bei einer Zunahme des pCO_2, einer Abnahme des pH-Werts, einer Zunahme der Temperatur und einem Anstieg der 2,3-Bisphosphoglyceratkonzentration. Ein Absinken des pH-Werts und einen Anstieg des pCO_2 findet man im stoffwechselaktiven Gewebe, so dass hier die O_2-Affinität des Hb vermindert ist. Dies ist physiologisch sinnvoll, da O_2 an das Gewebe abgegeben werden muss.

19.21 Was sind die Ursachen der Sichelzellenanämie ?

Durch eine Punktmutation wird in Position 6 der β-Kette des Hämoglobins (HbA1) die hydrophile Aminosäure Glutamat durch die hydrophobe Aminosäure Valin ausgetauscht. Das entstandene Sichelzellhämoglobin (HbS = $\alpha_2\beta_2^{6\,Val}$) macht bis zu 87% des Gesamthämoglobins aus und besitzt eine geringere Wasserlöslichkeit im desoxygenierten Zustand, so dass es zu einer Ausfällung des HbS in Erythrozyten kommt, was zu einer typischen sichelförmigen Struktur der Erythrozyten führt. Die Lebensdauer dieser veränderten Erythrozyten ist vermindert mit dem Krankheitsbild einer hämolytischen Anämie. Ferner ist die Infarktgefahr erhöht.

19.22 Was ist Methämoglobin ?

Methämoglobin entsteht durch Oxidation des Häm-Eisens im Hämoglobins von Fe^{2+} zu Fe^{3+}. Die Regeneration der reduzierten Form mit zweiwertigem Fe erfolgt mit Hife der Methämoglobinreduktase und NADH + H^+ als Reduktionsmittel.

Hämsynthese und Porphyrien

19.23 a) Aus welchen Molekülen wird Häm gebildet ? b) Zu welchem Krankheitsbild führen Enzymdefekte der Hämsynthese ? c) Was ist die Ursache für die Lichtempfindlichkeit der Patienten ?

a) Succinyl-CoA, Glycin; b) Porphyrien; c) Porphyrinvorstufen lagern sich in der Haut ab und lösen phototoxische Reaktionen nach UV-Licht Exposition aus.

19.24 In welchem Zellkompartiment wird Eisen in das Häm-Molekül eingebaut ?

im Mitochondrium in der Ferrochelatasereaktion

19.25 a) Wo wird die größte Menge an Eisen-Ionen im Körper gespeichert ? b) In welchem Redoxzustand liegt das Eisen vor und welche Funktion hat es ?

a) Erythrozyten

b) Fe^{2+} ist Zentralion des Häms und bindet O_2;

Fe^{2+} bildet sechs koordinative Bindungen aus:

- vier koordinative Bindungen zu den N-Atomen der Pyrrol-Ringe des Häms,
- eine koordinative Bindung zu einem Histidinrest des Globins,
- eine koordinative Bindung zum O_2

19.26 Welche Moleküle binden an die Häm-Gruppe des Hämoglobins ?

- **CO**
- **CO_2**
- **O_2**

CO und O_2 können koordinativ an Fe^{2+} gebunden werden; CO_2 wird nicht an die prosthetische Gruppe angelagert, sondern an den Proteinanteil in Form von Carbaminohämoglobin.

19.27 Wie unterscheiden sich die Häm-Moleküle im Cytochrom c und im Hämoglobin ?

sie unterscheiden sich in der Art der Bindung zum Proteinanteil

Cytochrom c: Häm C; Thioetherbindung zum Protein

Hämoglobin: Häm B; koordinativ über Histidin mit dem Protein verbunden

19.28 a) Welche Bedeutung haben Häm-Gruppen in der Atmungskette ? b) In welchen Komplexen der Atmungskette findet man sie ?

a) sie sind am Elektronentransport beteiligt; b) Komplex II, III, IV

19.29 Erläutern Sie, wie Häm die Translation der Globin-mRNA reguliert ?

Die Translation der Globin-mRNA wird durch Inaktivierung des Initiationsfaktors eIF2 durch die Häm-regulierte Inhibitor Kinase (HRI) gehemmt. HRI phosphoryliert dabei den Initiationsfaktor, der dadurch in einen inaktiven Zustand überführt wird. So wird eine ausgewogene Häm- und Globinsynthese erreicht, indem bei niedrigem Häm-Spiegel die Globinsynthese inhibiert wird.

Häm-Abbau, Bilirubin, Ikterus

19.30 Zu welcher Verbindung wird Häm abgebaut ?

Bilirubin

19.31 Wie wird das Abbauprodukt des Häms in eine wasserlösliche Form überführt ?

Konjugation mit Glucuronsäure zu Bilirubin-diglucuronid (direktes Bilirubin)

19.32 Erklären Sie die Begriffe „direktes“ und „indirektes“ Bilirubin ?

direktes Bilirubin: Bilirubin-diglucuronid (wasserlöslich)
indirektes Bilirubin: an Albumin gebundenes, unkonjugiertes Bilirubin

19.33 Welche hydrophilen Gruppen enthält die Glucuronsäure ?

D-Glucuronsäure

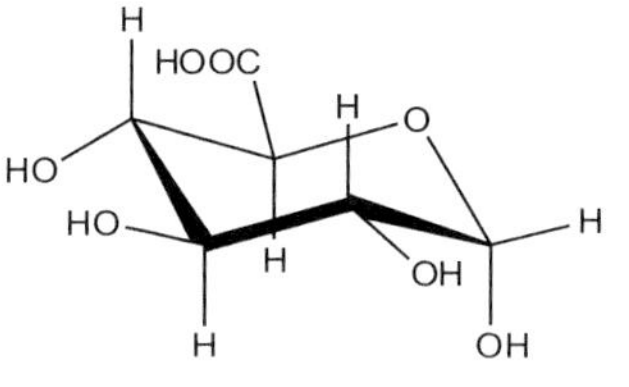

Hydroxylgruppen, Carboxylgruppe

19.34 Wieso eignet sich die Glucuronsäure für Konjugationsreaktionen ?

Durch die hydrophilen Gruppen (Hydroxylgruppen, Carboxylgruppe) der Glucuronsäure werden lipophile Substanzen in eine wasserlösliche exkretionsfähige Form überführt.

19.35 a) Welche Funktionen hat die Glucuronsäure ? b) Aus welcher Verbindung entsteht die Glucuronsäure ?

a) Biotransformation; Bestandteil von Proteoglykanen; b) UDP-Glucose

19.36 Welche Folgen hat ein Mangel der hepatischen UDP-Glucuronyltransferase ?

Hyperbilirubinämie (insbesondere indirektes Bilirubin) und Ikterus
Beispiele: Morbus Meulengracht (Gendefekt mit einer verminderten UDP-Glucuronyltransferaseaktivität); Neugeborenenikterus durch eine eingeschränkte UDP-Glucuronyltransferaseaktivität der noch unreifen Leber

19.37 Vergleichen Sie Bilirubin und Porphyrine hinsichtlich der chemischen Struktur.

Bilirubin und Porphyrine besitzen 4 Pyrrolringe. Allerdings besitzt Bilirubin eine lineare Struktur, während Porphyrine zyklische Verbindungen sind.

19.38 Was sind die Ursachen a) der Porphyrie und b) des Ikterus ?

a) Enzymdefekte der Häm-Synthese b) gestörter Häm-Abbau

19.39 Wie unterscheidet man differentialdiagnostisch zwischen einem prähepatischen, intrahepatischen und posthepatischen Ikterus ?

	Prähepatischer Ikterus	Intrahepatischer Ikterus	Posthepatischer Ikterus
Indirektes Bilirubin	↑↑	↑	(↑)
Direktes Bilirubin	-	↑	↑↑
Serum-Enzyme	LDH ↑	AST ↑ ALT↑	AP ↑ γ-GT ↑
LDH : Laktatdehydrogenase; AST: Aspartattransaminase; ALT: Alanintransaminase; AP: alkalische Phosphatase; γ-GT: γ-Glutamyltransferase			

Prähepatischer Ikterus: Durch den vermehrten Abbau von Hämoglobin ,infolge einer hämolytischen Anämie, kommt es zur Anreicherung von indirektem Bilirubin, das der Leber zugeführt wird. Der erhöhte LDH-Spiegel ist ein Indikator für den vermehrten Untergang der Erythrozyten
Intrahepatischer Ikterus: Durch den Untergang von Hepatozyten (z.B. bei einer Hepatitis) steigt der Blutspiegel für konjugiertes Bilirubin an. Beim Untergang von Leberzellen werden Transaminasen freigesetzt. Daher ergeben sich erhöhte Serumwerte für ALT und AST.
Posthepatischer Ikterus: Durch eine Gallenstauung (Cholestase), die sich z.B. durch Gallensteine ergeben kann, wird vermehrt direktes Bilirubin in das Blut abgegeben, da die normale Exkretion mit der Galle nicht mehr möglich ist. Erhöhte Serumaktivitäten für die AP und die γ-GT sind ein Cholestaseindikator. Diese Enzyme sind mebranständig und werden durch den Rückstau von Gallensäuren solubilisiert.

19.40 a) Wie entsteht ein Neugeborenenikterus und b) wie wird er therapiert ?

a) verminderte UDP-Gucuronyltransferaseaktivität der noch unreifen Leber und Polyzythämie des Neugeborenen
b) Phototherapie (Wellenlänge 400-500 nm): Bilirubin wird in eine wasserlösliche Form photoisomerisiert, die unkonjugiert über die Leber mit der Galle in Darm sezerniert werden kann.

**19.41 a) Welcher Stuhlbefund ist typisch für einen Patienten mit Verschlussikterus ?
b) Welche sonstigen klinischen Befunde sind zu erwarten ?**

a) weißer (acholischer) Stuhl; Grund: Bilirubin-diglucuronid gelangt nicht in den Darm, so dass die normale, durch bakterielle Umsetzung des Bilirubins, beobachtbare Färbung des Stuhls verhindert wird. Derartige Farbstoffe sind Stercobilin und Urobilin.
b) Die Serumkonzentration von direktem Bilirubin ist erhöht, welches vermehrt im Urin ausgeschieden wird. Dieser Urin zeigt in der Folge eine typische braune Farbe. Ferner ist die Serumaktivität der alkalischen Phosphatase und der γ-Glutamyltransferase erhöht.

Gerinnung

19.42 a) Aus welcher Vorläuferzelle entstehen Thrombozyten ? b) Wie erfolgt die Regulation der Thrombopoese ?

a) aus Megakaryozyten im Knochenmark; b) durch Thrombopoetin (in Leber, Niere,Knochenmark gebildet)

19.43 a) Zu welcher Gruppe von Biomolekülen gehören die Gerinnungsfaktoren? b) Welches divalente Kation wird für für die Blutgerinnung benötigt ?

a) Gerinnungsfaktoren sind Serinproteasen. Ausnahmen sind die Faktoren VIII und V, die als Cofaktoren, ohne eigene katalytische Aktivität, fungieren sowie der Faktor XIII, bei dem es sich um eine Transglutaminase handelt. b) Ca^{2+}

19.44 a) Welches Vitamin ist für die Blutgerinnung essentiell ? b) An welcher Reaktion ist das Vitamin beteiligt ?

a) Vitamin K; b) γ-Carboxylierung von Glutamat

**19.45 a) Über welchen Mechanismus erfolgt die kaskadenartige Aktivierung der Gerinnungsfaktoren ?
b) Welche posttranslationale Modifikation ist ferner essentiell ?**

a) limitierte Proteolyse; b) γ-Carboxylierung

19.46 a) Welche AS der Vitamin K-abhängigen Gerinnungsfaktoren wird posttranslational modifiziert und b) welche Funktion hat diese Modifikation ?

a) Glutaminsäure; b) Die γ-Carboxylierung der Glutaminsäure ermöglicht die Bindung der Gerinnungsfaktoren an negative Gruppen von Phospholipiden auf der Oberfläche der Thrombozyten. Dies erfolgt über Ca^{2+}-Ionen in Form von Chelatkomplexen.

19.47 Was ist die Funktion von Gewebsthromboplastin bei der Blutgerinnung ?

Gewebsthromboplastin (Faktor III), welches aus geschädigten Gewebezellen freigesetzt wird, aktiviert den Faktor VII und steht somit am Beginn der Aktivierungskaskade des extrinsischen Gerinnungssystems.

19.48 Wie wird Thrombin aktiviert ?

durch den Prothrombinasekomplex bestehend aus Faktor Xa und Faktor Va

19.49 Welche Reaktion der Gerinnung wird durch den Faktor XIII katalysiert ?

Der Faktor XIII ist eine Transglutaminase. Durch die Enzymaktivität wird eine Quervernetzung von Fibrinmonomeren und damit die Ausbildung eines stabilen Fibrinnetzes erreicht.

19.50 a) Wie werden Fibrinpolymere gespalten ? b) Wie erfolgt die Aktivierung des spaltenden Enzyms ?

a) durch Plasmin;
b)

- Gewebeaktivator: t-PA (tissue plasminogen activator)
- Blutaktivator: Faktor XIIa
- Exogene Aktivatoren: Streptokinase (therapeutisch)

19.51 a) In welchen Schritten wird ein Fibrinnetzwerk gebildet ? b) Wie erfolgt der Abbau dieses Fibrinnetzwerks ?

a) 1. Umwandlung von Fibrinogen zu Fibrinmonomeren durch aktiviertes Thrombin; 2. Polymerisation der Fibrinmonomere zu einem Fibrinnetz unter katalytischer Wirkung des Faktors XIIIa; b) Die Auflösung eines Fibrinnetzes erfolgt durch Plasmin, welches aus einer inaktiven Vorstufe , dem Plasminogen, durch Gewebs- und Blutaktivatoren gebildet wird. Die wichtigsten Aktivatoren sind t-PA (tissue plasminogen activator) und Faktor XIIa.

19.52 Welche Antikoagulantien gibt es? Nennen Sie zwei Beispiele mit unterschiedlichem Wirkmechanismus.

Heparin: verstärkt die Funktion von Antithrombin
Cumarin-Derivate: kompetitive Hemmung der Vitamin K-abhängigen γ-Carboxylierung der Gerinnungsfaktoren II, VII, IX und X

19.53 a) Zu welcher Gruppe von Biomolekülen gehört Heparin ? b) Nennen Sie typische Eigenschaften dieser Substanzgruppe.

a) Glykosaminoglykane; b) unverzweigte Linearstruktur, repetitive Disaccharide, Vorkommen von Aminozuckern, hygroskopisch, polar (negativ geladene Carboxylgruppen und Sulfatgruppen, Hydroxylgruppen)

19.54 Welche Wirkstoffe beeinflussen die Aktivität von Thrombin ?

Heparine hemmen die Thrombinwirkung, indem sie die Antithrombinwirkung steigern.

19.55 Wie können Blutproben gerinnungsunfähig gemacht werden ?

durch Zugabe von EDTA oder Natriumcitrat

Blutgruppen

19.56 Auf welcher biochemischer Grundlage basiert die Unterscheidung der Blutgruppen nach dem ABO-System ?

Die Differenzierung der Blutgruppen im ABO-System erfolgt nach unterschiedlichen Strukturen auf der Erythrozytenoberfläche, wobei es sich um Ganglioside handelt, die bei den verschiedenen Blutgruppen einen unterschiedlichen Oligosaccharidrest aufweisen.

19.57 a) Zu welcher Klasse von Biomolekülen gehören die Blutgruppendeterminanten im ABO-System ? b) In welchem Zellkompartiment sind diese Biomoleküle lokalisiert ?

a) Die Blutgruppendeterminanten werden durch Oligosaccharidreste von Glykolipiden (Gangliosiden) bestimmt. b) Erythrozytenmembran

19.58 Wie beeinflusst eine Defizienz von Glycosyltransferasen die Blutgruppe.

Die Defizienz von Glykosyltransferasen bestimmt die Zusammensetzung des Oligosaccharids der blutgruppendeterminierenden Ganglioside.

19.59 Der Vater hat die Blutgruppe AB und die Mutter die Blutgruppe O. Kann ein Kind dieser Eltern die Blutgruppe O haben ?

Nein, da die Merkmale A und B codominant vererbt werden

19.60 Welches Risiko liegt bei der 2. Schwangerschaft einer Rhesus-negativen Mutter vor, wenn der Vater Rhesus-positiv ist ?

Wenn der Vater Rhesus-positiv ist, kann das Kind ebenfalls Rhesus-positiv sein, da das Merkmal dominant vererbt wird. Bei der Geburt können Erythrozyten vom Kind auf den maternalen Kreislauf übergehen und eine Sensibilisierung hervorrufen. Bei einer nachfolgenden Schwangerschaft kann das Ungeborene durch die plazentagängigen Antikörper der Klasse IgG geschädigt werden. Nach einer Schwangerschaft mit einer möglichen Sensibilisierung muss daher eine Anti-D-Prophylaxe durchgeführt werden.

Plasma, Serum, Plasmaproteine

19.61 Was ist der Unterschied zwischen Blut, Serum und Plasma ?

Blut: Plasma + Blutzellen,
Plasma: Blut - Blutzellen
Serum: Plasma - Fibrinogen (bzw. verbrauchte Gerinnungsfaktoren)

19.62 Wie muss eine Blutprobe behandelt werden, um a) Plasma oder b) Serum zu erhalten ?

a) Plasma: Natriumcitrat, EDTA oder Heparin zusetzen und zentrifugieren
b) Serum: Zentrifugation des geronnenen Blutes

19.63 Nennen Sie Verbindungen, die im Plasma an Albumin gebunden transportiert werden.

Fettsäuren, Bilirubin

19.64 Nennen Sie exemplarisch Funktionen von Serumalbumin.

- Transportfunktion
- Albumine bestimmen zu 80% den kolloidosmotischen Druck

19.65 a) Wodurch kann ein Albuminmangel entstehen ? b) Welche pathophysiologischen Konsequenzen hat ein Albuminmangel ?

a) Lebererkrankungen oder Mangelernährung; b) Ödeme (durch das Absinken des kolloidosmotischen Drucks)

20 Lipoproteine

20.1 Welche Lipidklasse ist Hauptkomponente folgender Lipoproteine: a) Chylomikronen b) VLDL c) LDL d) HDL

a) Triglyceride; b) Triglyceride; c) Cholesterin; d) Cholesterin

20.2 Welches von der Leber gebildete Lipoprotein transportiert Triglyceride in die Peripherie ?

VLDL

20.3 a) Welches Lipoprotein verursacht nach einer fettreichen Mahlzeit eine Trübung des Plasmas ? b) Wo wird dieses Lipoprotein gebildet ? c) Wie erfolgt der Abbau ?

a) Chylomikronen b) im Darm c) Lipoproteinlipase

20.4 a) Wie sind Chylomikronen aufgebaut ? b) Erläutern Sie die Verwertung von Chylomikronen.

a) Triglyceride (90%), Proteine (Apoproteine), Cholesterin, Phospholipide b) Chylomikronen entstehen in der Darmmukosa und werden über die Lymphbahn abtransportiert. Der Abbau der Triglyceride erfolgt durch die membranständige Lipoproteinlipase. Abbauprodukte (Remnants) der Chylomikronen werden von der Leber aufgenommen.

20.5 a) Welche Reaktion wird durch Lipoproteinlipasen katalysiert ? b) Was resultiert bei einem Defekt der Lipoproteinlipase ? c) Welchen Einfluss hätte dieser Defekt auf den Energiestoffwechsel des Muskels ? d) Wie kann die Krankheit diätetisch behandelt werden ?

a) Hydrolyse von Triglyceriden in Lipoproteinen; b) Hypertriglyceridämie, Hyperchylomikronämie; c) Energiemangel und Muskelschwäche; d) fettreduzierte und fettmodifizierte Diät: limitierte Zufuhr langkettiger Fettsäuren zugunsten von MCT-Fetten (mittelkettige Triglyceride), ggf. Gabe von fettlöslichen Vitaminen; Kohlenhydrate mit niedrigem glykämischen Index (ballaststoffreiche Ernährung)

20.6 a) Welche Funktion hat LDL ? b) Welches Krankheitsbild entsteht bei einem Defekt des LDL-Rezeptors ? c) Welche Komplikationen würden sich langfristig ergeben ?

a) Cholesterintransport in die Peripherie; b) Hypercholesterinämie; c) Arteriosklerose, Schlaganfall, Herzinfarkt

21 Immunchemie

Angeborene Immunität

21.1 Welche Funktion hat das Komplementsystems ?

Lyse, Opsonisierung, Chemotaxis

21.2 Welchen immunologischen Vorteil hat das Stillen ?

hohe IgA- und Lysozymkonzentrationen der Milch; Bildung einer günstigen Bifidus-Darmflora

21.3 Wie wirkt Lysozym ?

Antibakteriell: Abbau des Mureins der Bakterienwand (Spaltung der glykosidischen Bindung zwischen N-Acetylglucosamin und N-Acetyl-Muraminsäure)

21.4 Erläutern Sie die akute-Phase-Reaktion.

Gewebsverletzung

↓

Cytokin- und Cofaktorfreisetzung (Interleukine, TNF-α, INF-γ etc.)

↓

Signaltransduktion nach Bindung der Cytokine an spezifische Rezeptoren der Hepatozyten

↓

Veränderung der Genexpression

↓

Sekretion von Akute-Phase-Proteinen
(C-reaktives Protein, Haptoglobin, Fibrinogen etc.)

Adaptive Immunität

21.5 Nennen Sie Bestandteile der a) „angeborenen" und b) „adaptiven" Immunität.

a) Komplementsystem, unspezifisch phagozytierende Zellen (Makrophagen, Neutrophile Granulozyten); b) B-Lymphozyten (Antikörperproduzierende Plasmazellen und Gedächtniszellen) und T-Lymphozyten (T-Helferzellen, cytotoxische T-Zellen)

21.6 Durch welche Mechanismen entsteht die Antikörpervariabilität ?

Somatische Rekombination, Somatische Hypermutation, Junktionale Vielfalt

21.7 Beschreiben Sie die Neuordnung der Gene für die schweren Ketten der Immunglobuline.

V, D und J-Gene (V = variable; D = diversity; J = joining) werden aus verschiedenen Teilen des Genoms rekombiniert (somatische Rekombination). Sie bilden das Gen für den variablen Kettenabschnitt (V-Gen). Diese rearrangierten V-Gene werden mit dem C-Gen für den konstanten Kettenabschnitt verbunden. Schließlich wird von diesem Gesamt-Gen die hnRNA transkribiert.

21.8 Wie entsteht eine Plasmazelle, die nur eine Art von Immunglobulinen produziert ?

Proliferation und Diversifikation von B-Vorläuferzellen
↓
Antigenkontakt mit einem spezifischen B-Zellklon
↓
Klonale Proliferation und Reifung

21.9 a) Wie unterscheiden sich monoklonale und polyklonale Antikörper ? b) Wie nennt man die Zellen, die Antikörper produzieren ?

a) Monoklonale Antikörper werden von einem B-Zellklon produziert und richten sich nur gegen ein Epitop. Polyklonale Antikörper werden von mehreren B-Zellklonen gebildet und richten sich gegen mehrere Epitope derselben Substanz. Bei der Immunisierung entstehen i. a. polyklonale Antikörper, da Antigene meist mehrere Epitope aufweisen. b) Plasmazellen

21.10 Wie werden poly- und monoklonale Antikörper hergestellt ?

Monoklonale Antikörper: gegen nur ein Epitop gerichtet (Hybridomtechnik: Fusion einer Milz- und Myelomzelle)
Polyklonale Antikörper: gegen verschiedene Epitope des Antigens gerichtet (Immunisierung von Versuchstieren)

21.11 Wodurch unterscheiden sich die adaptive humorale und adaptive zelluläre Immunität ?

humoral:
Durch Bindung eines Antigens an einen spezifischen B-Zellklon erfolgt unter T-Zell-Interaktion (CD4+-T-Zellen) eine Proliferation dieses B-Zellklons und eine Differenzierung in antikörperproduzierende Plasmazellen und B-Gedächtniszellen.
zellulär:
Die zelluläre adaptive Immunität wird durch cytotoxische CD8+-T-Lymphozyten vermittelt. Nach Prozessierung eines intrazellulären Antigens (z.B. Virusproteine) mit nachfolgender Präsentation des Antigens über MHC-I erfolgt eine Aktivierung der CD8+-T-Zellen, die in der betroffenen Zelle eine Apoptose induzieren.

21.12 Welche Funktionen haben die variablen und konstanten Anteile der Antikörper ?

Variabler Anteil (Fab): Antigenbindung
Konstanter Anteil (F_C): Bindung an Phagozyten, Aktivierung des Komplementsystems

21.13 Zeichnen Sie die Struktur von IgG, IgA und IgM.

<table>
<tr><th>IgM</th><th>IgG</th><th>IgA</th></tr>
<tr><td>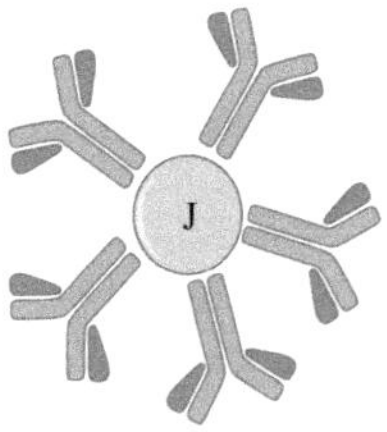
</td><td>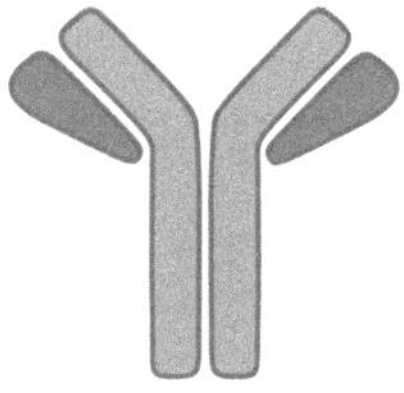</td><td>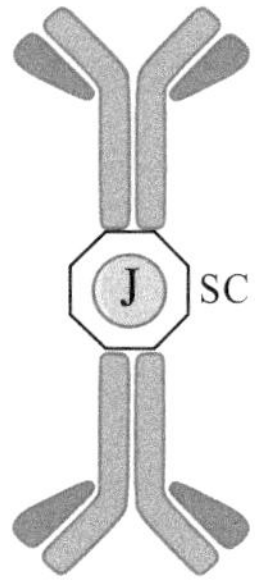
</td></tr>
<tr><td>Pentamer
Assoziation über J-Kette
(J = joining protein)</td><td>Monomer
zwei schwere und zwei leichte Ketten</td><td>Dimer
Assoziation über J-Kette
(J = joining protein)

SC-Protein als Proteaseschutz (SC = Sekretorische Komponente)</td></tr>
<tr><td colspan="3">Untereinheiten aus zwei schweren und zwei leichten Ketten

Disulfidbrücken zwischen leichten und schweren Ketten

Disulfidbrücken zwischen schweren Ketten</td></tr>
</table>

21.14 Welche Immunglobulinklasse dominiert hinsichtlich der Konzentration im Serum ?

IgG (80%)

21.15 a) Wie ist IgA aufgebaut ? b) Beschreiben Sie den Mechanismus der Synthese und Sekretion von IgA.

a) Die sekretorische Form von IgA bildet durch Verknüpfung mit dem J-Peptid (J = joining) ein Dimer. Zusätzlich besitzt das IgA eine sog. sekretorische Komponente (SC-Peptid) als Protease-Schutz. b) Der Bildungsort von IgA sind Plasmazellen der Submukosa. Vor der Abgabe an innere und äußere Oberflächen wird IgA durch die Epithelzellen transportiert und erhält dort die sekretorische Komponente.

21.16 a) Beschreiben Sie den Aufbau von IgM. b) Welche Funktion hat IgM ?

a) Pentamer; verbunden durch ein J-Peptid; b) Immunglobulin der Primärreaktion

21.17 Vergleichen Sie IgG und IgA hinsichtlich der Struktur und Funktion.

IgG: Monomer; wichtigstes Immunglobulin der Sekundärantwort
IgA: Dimer, J-Peptid, SC-Peptid; Wirkorte sind innere und äußere Oberflächen

21.18 Welche Bedeutung haben MHC-Moleküle ?

sie dienen der Differenzierung zwischen fremden und eigenen Strukturen; wichtig für die Aktivierung von T-Lymphozyten

MHC-I: besitzen nahezu alle kernhaltigen Zellen; Präsentation prozessierter zelleigener Proteine (z. B. Virusproteine)

MHC-II: nur bei antigenpräsentierenden Zellen; Präsentation aufgenommener und prozessierter Fremdproteine

21.19 Erklären Sie die Begriffe „Affinität“ und „Avidität“.

Affinität: Stärke einer einzelnen Bindung zwischen Antikörper und Antigen
Avidität: Summe aller Bindungen des Antikörpers zum Antigen (Summe der Affinitäten)

22 Vitamine und Spurenelemente

22.1 Wie wird der Bedarf an Vitamin D (Cholecalciferol) gedeckt ?

Eigensynthese aus Cholesterin (Leber, Haut, Niere); Nahrung

22.2 a) Wie erfolgt die endogene Synthese von Vitamin D ? b) Wie wirkt Vitamin D ?

a) 7-Dehydro-Cholesterol (in der Leber) → Cholecalciferol (in der Haut bei UV-Licht Exposition) → 25-Hydroxycholecalciferol (Hydroxylierung in der Leber) → Calcitriol = 1,25-Dihydroxycholecalciferol (1α-Hydroxylierung in der Niere; Stimulation durch das Parathormon)
b) Förderung der Calciumresorption im Darm; Retention von Calcium in der Niere

22.3 Nennen Sie zwei Reaktionen, an denen Biotin beteiligt ist ?

Pyruvat-Carboxylase; Acetyl-CoA-Carboxylase

22.4 a) Welcher Nährstoff fehlt bei Skorbut ? b) Welche Auswirkungen hat dieser Mangel auf biochemischer Ebene ?

a) Vitamin C (Ascorbinsäure); b) Mangelhafte Hydroxylierung von Prolin und Lysin → Instabile Tripelhelix; Störung der Quervernetzung der Kollagenfibrillen, die normalerweise über Hydroxylysin erfolgt; Bindegewebsschwäche

22.5 Erläutern Sie die Bedeutung von Vitamin A für den Sehvorgang ?

Lichtreiz
↓
Isomerisierung von 11-cis-Retinal → all-trans-Retinal
↓
Aktivierung des Rhodopsins
↓
Transducin (G-Protein) wird aktiviert
↓
cGMP Spiegel in der Sinneszelle sinkt
↓
Hyperpolarisation

22.6 Welche Krankheit entsteht bei einem Thiaminmangel (Vitamin B 1) ?

Beri-Beri-Krankheit: Kardiovaskuläre Probleme (Tachykardie, Ödembildung), Neurologische Schäden (Muskelschwäche, Konzentrationsschwierigkeiten, Störungen des Kurzzeitgedächtnisses, Sensibilitätsstörungen)

22.7 Welche Stoffwechselwege sind bei einem Thiaminmangel beeinträchtigt ?

Transketolase im PPZ und Pyruvatdehydrogenase

22.8 a) Wie wird Vitamin B_{12} im Darm resorbiert ? b) Welche Folgen hat ein Vitamin B_{12} Mangel ?

a) Der Intrinsic Faktor (in Magenschleimhaut gebildet) verbindet sich mit Cobalamin aus der Nahrung zu einem Komplex, der im terminalen Ileum resorbiert wird. b) Perniziöse Anämie (Megaloblasten Anämie)

22.9 a) In welcher Form kommt Selen im Körper vor ? b) An welcher Reaktion ist diese Verbindung beteiligt ?

a) Selenocystein; b) Bestandteil der Glutathion-Peroxidase (Erythrozytenstoffwechsel)

23 Praktikum

Polarimeter und Photometer

23.1 Erläutern Sie den Aufbau eines Polarimeters.

Lichtquelle; Polarisator: erzeugt linear polarisiertes Licht; *Analysator*: erfasst die Ablenkung der Schwingungsebene des linear polarisierten Lichts bei optisch aktiven Substanzen in der Probenlösung

23.2 Die qualitative und quantitative Analyse von Proteinen kann über eine Lichtabsorption bei 280 nm photometrisch durchgeführt werden. Erläutern Sie das Messprinzip.

Aromatische AS absorbieren Licht dieser Wellenlänge

23.3 Sie haben eine Küvette mit 1 cm und eine mit unbekannter Schichtdicke. Wie können Sie mithilfe des Photometers die Schichtdicke der zweiten Küvette bestimmen ?

Mit einer beliebigen Konzentration der Substanz lässt sich mit der ersten Küvette der molare Extinktionskoeffizient berechnen:

$$E_1 = \varepsilon \cdot 1\text{cm} \cdot c_1 \Leftrightarrow \varepsilon = \frac{E_2}{1\text{cm} \cdot c_1}$$

Man kann die unbekannte Schichtdicke ermitteln, indem die Extinktion der gleichen Probenlösung mit der zweiten Küvette bestimmt wird.

$$d = \frac{E_2}{\varepsilon \cdot c_1}$$

23.4 a) Welches Kation ist bei der Biuretreaktion erforderlich ? b) Welche Verbindungen können mit dieser Methode erfasst werden ?

a) Kupfer (Cu^{2+}); b) Proteine, Peptide

23.5 Erläutern Sie die Reaktion von a) Glycin und b) Insulin mit der Biuretreagenz ?

Glycin: Keine Reaktion; *Insulin*: Farbreaktion
Für die Biuretprobe müssen mindestens zwei Peptidbindungen vorliegen. Aminosäuren können daher mit der Biuretreagenz nicht nachgewiesen werden.

Ionenaustauscher

23.6 Was ist das Trennprinzip von Ionenaustauschern ?

Trennung nach der Ladung

23.7 Bei der Anionenaustauscherchromatographie des Serums eluieren die Immunglobuline bei pH 7, das Serumalbumin bei pH 4,2. Erklären Sie warum.

Serumalbumin besitzt mehr saure AS

23.8 a) Erklären Sie den Begriff „isoelektrischer Punkt“ eines Proteins. ? b) Wie berechnen Sie den isoelektrischen Punkt bei sauren und basischen Aminosäuren ? c) Welchen pH-Wert würden Sie wählen, um ein Protein an einen Anionenaustauscher zu binden ?

a) pH-Wert, bei dem positive und negative Ladungen ausgeglichen sind; b) Saure AS: Mittelwert der pKs-Werte der beiden sauren Gruppen; Basische AS: Mittelwert der pKs-Werte der beiden basischen Gruppen; c) man wählt eine hohen pH-Wert

Chromatographie, Elektrophorese, Immunoassays

23.9 Nennen Sie chromatographische Methoden zur Proteintrennung.

Gelfiltrationschromatographie: trennt Proteine nach der Größe, wobei die größeren Moleküle zuerst eluiert werden
Ionenaustauschchromatographie: Trennung nach der Ladung; die Elution erfolgt häufig mit Salzgradienten und pH-Gradienten
Affinitätschromatographie: Proteine binden an Liganden, die an der Trennsäule fixiert sind. Die Elution erfolgt durch eine veränderte Zusammensetzung des Elutionspuffers.

23.10 Erläutern Sie das Prinzip des gekoppelten ELISA.

ELISA (enzyme linked immosorbent assay): Man benutzt Antikörper die an eine Matrix fixiert werden. Es wird die Probe zugefügt, wobei das Antigen an den fixierten Antikörper bindet. Es wird nun ein zweiter Antikörper zugesetzt, der mit einem Enzym gekoppelt ist. Schließlich erfolgt eine Nachweisreaktion (Farbreaktion) unter Ausnutzung der Enzymaktivität.

23.11 Wie beeinflusst die Konzentration des Gels die Trennung von Proteinen bei der SDS-PAGE ?

Je höher die Konzentration ist, desto geringer ist die Porengröße.Damit wird die Trennschärfe größer.

23.12 a) Welche Funktion hat SDS in der Polyacrylamidgelelektrophorese ? b) Erläutern Sie das Prinzip der SDS-PAGE.

a) negative Aufladung und Denaturierung b) Mithilfe von SDS (Natriumdodecylsulfat) werden alle Proteine negativ aufgeladen. Danach erfolgt eine elektrophoretische Auftrennung im Polyacrylamidgel nach der Größe.

Bioenergetik

1. **In der Atmungskette erfolgt der Elektronentransport von NADH auf O_2 entsprechend folgender Nettoreaktionsgleichung.**
   $NADH + H^+ + ½\ O_2 \rightarrow NAD^+ + H_2O$
   E_0' (½ O_2/H_2O) = + 0,815 V; E_0' ($NAD^+/NADH + H^+$) = - 0,32 V.
   (F = 96500 C/mol; R = 8,315 J/mol K).
   a) Berechnen Sie die elektromotorische Kraft $\Delta E_0'$ und die freie Standardreaktionsenthalpie $\Delta G_0'$ der Reaktion.
   b) Wie viel mol ATP könnten mit Hilfe der freiwerdenden Energie maximal gebildet werden, wenn die Hydrolyseenergie von ATP 30 kJ/mol beträgt?

   Lösung:
   a) $\Delta E_0' = 0{,}815\ V - (-0{,}32\ V) = 1{,}135\ V$
   Der Zusammenhang zwischen der Elektromotorischen Kraft ΔE und der freien Reaktionsenthalpie ΔG wird beschrieben durch:
   $\Delta G = - z \cdot F \cdot \Delta E$
   z : Wertigkeit (übertragene Elektronen)
   F: Faraday Konstante (96485 C/mol)
   $\Delta G_0' = - 2 \cdot 96485\ C/mol \cdot 1{,}135\ V = -219\ kJ/mol$

   b)
   $$\frac{219\ kJ}{30\ kJ/mol} = 7{,}3\ mol\ ATP$$

2. **Bei der glykolytischen Umsetzung von 3-Phosphoglycerat zu Phosphoenolpyruvat (PEP) ergeben sich folgende Werte für die freie Standardreaktionsenthalpie der zwei Einzelreaktionen.**
   $\Delta G_0'$ der Phosphoglycerat-Mutase-Reaktion = +4,4 kJ/mol
   $\Delta G_0'$ der Enolase-Reaktion = + 1,8 kJ/mol
   Berechnen Sie $\Delta G_0'$ für die Rückreaktion von PEP zu 3-Phosphoglycerat in der Gluconeogenese.
   Lösung:
   $\Delta G_0' = -4{,}4\ kJ/mol - 1{,}8\ kJ/mol = -6{,}2\ kJ/mol$

Enzyme

1. Wie groß ist V_{max} für ein Enzym, das der Michaelis-Menten-Kinetik folgt, wenn eine Geschwindigkeit von v = 2,5 µmol / (l x min) bei einer Substratkonzentration von [S] = 1/3 · K_M gemessen wird ?

Lösung:
Mit der Michaelis-Menten-Gleichung:

$$v = \frac{v_{max} \cdot [S]}{K_M + [S]}$$

erhält man:

$$2{,}5\,\mu mol \cdot l^{-1} \cdot min^{-1} = \frac{v_{max} \cdot (\frac{1}{3}) K_M}{K_M + \frac{1}{3} K_M}$$

$$<=> \quad 2{,}5\,\mu mol \cdot l^{-1} \cdot min^{-1} = v_{max} \cdot 0{,}25$$

$$<=> \quad 4 \cdot 2{,}5\,\mu mol \cdot l^{-1} \cdot min^{-1} = v_{max}$$

$$<=> \quad 10\,\mu mol \cdot l^{-1} \cdot min^{-1} = v_{max}$$

2. Der Referenzbereich für die Alanin-Aminotransferase (ALT oder ALAT) im Serum liegt für Männer bei < 8,3 · 10^{-7} katal/l. Berechnen Sie den Referenzbereich in U/l. (1 U = 1 µmol/min).

Lösung:
$8{,}3 \cdot 10^{-7}$ katal/l = $8{,}3 \cdot 10^{-7}$ mol · s^{-1} · l^{-1}
= $8{,}3 \cdot 10^{-7} \cdot 10^{6}$ µmol · 60 min^{-1} · $l^{-1} \approx 50$ U/l

Proteine

1. In welcher Reihenfolge werden die Aminosäuren Asp, Ala und Arg bei pH 7 eluiert, wenn mit einem Kationenaustauscher aufgetrennt wird?

Lösung: 1.Aspartat (sauer); 2. Alanin (neutral); 3. Arginin (basisch)

2. Wie unterscheidet sich Sichelzellenhämoglobin von normalem menschlichen Hämoglobin hinsichtlich der Beweglichkeit zur Anode bei einer Papierelektrophorese bei pH 7 ?

Lösung:
Die Beweglichkeit nimmt ab: Glutamat wird durch die hydrophobe Aminosäure Valin ausgetauscht
(Die Beweglichkeit zur Anode ist mit einem zunehmenden Anteil saurer Aminosäuren (Glutamat und Aspartat) gesteigert.)

3. Die vollständige Hydrolyse eines Peptids ergab:

Ala, 2 Cys, Lys, Glu, Ile, Thr, Phe, Val.

Die Reduktion mit β-Mercaptoethanol ergab zwei kleine Peptide A und B.

A: Ala, Cys, Glu, Ile, Lys
B: Phe, Thr, Val und Cys.

Der Edmanabbau mit Phenylisothiocyanat ergab im ersten Zyklus PTH-Ala und PTH-Thr. Die Carboxypeptidase spaltet Ile und Val ab.

Peptid A wird mit Trypsin in zwei Bruchstücke mit folgenden Aminosäuren gespalten :
a) Glu, Ile und b) Ala, Lys und Cys.

Bei Peptid B wird durch Chymotrypsin Val abgespalten.

Wie lautet die Sequenz des gesamten Peptids ? (Trypsin spaltet nach basischen, Chymotrypsin nach aromatischen Aminosäuren).

Lösung:

```
N-Ala-Cys-Lys-Glu-Ile-C
       |
       S
       |
       S
       |
N-Thr-Cys-Phe-Val-C
```

Photometrie

1. **Wie hoch ist die Extinktion einer Lösung bei einer Transmission von 10 %?**
   Lösung:
   Mit der Gleichung:
   E = - lg T (E = Extinktion; T = Transmission)
   erhält man:
   E = - lg 0,1
   <=> E = 1

2. **Berechnen Sie die Konzentration einer Proteinlösung (2 ml), die mit 8 ml einer Biuretlösung versetzt wird und bei der photometrischen Analyse eine Extinktion von 0,14 zeigt. (ε(520) = 1,9 ml · mg^{-1} · cm^{-1}; Küvettendicke = 1 cm)**

Lösung:

Mit dem Lambert-Beer'schen Gesetz:

$E = \varepsilon \cdot c \cdot d \cdot v/V$

E: Extinktion
ε: molarer Extinktionskoeffizient
c: Konzentration der Probenlösung
d: Schichtdicke der Küvette
v: Volumen der Probenlösung
V: Volumen der Meßlösung

erhält man:

$$\frac{0{,}14 \cdot 10\,\text{ml}}{1{,}9\,\text{ml} \cdot \text{mg}^{-1} \cdot \text{cm}^{-1} \cdot 1\,\text{cm} \cdot 2\,\text{ml}} = c$$

<=> $c \approx 0{,}368$ mg/ml = 36,8 mg/100ml

pH-Wert und Puffer

1. Berechnen Sie den pH-Wert einer 0,1 M HCl, einer 0,01 M KOH und einer 10^{-9} M HCl.

Lösung:
0,1 M HCl : pH = - lg (0,1) = 1
0,01 M KOH: pH = 14 - (-lg (0,01)) = 12
10^{-9} M HCl: pH = -lg ($10^{-7} + 10^{-9}$) ≈ 6,996

2. Berechnen Sie den pH-Wert und den Dissoziationsgrad einer 0,001 M Essigsäurelösung (Ks-Wert = $10^{-4,76}$ mol/l).

Lösung:
pKs = -lg ($10^{-4,76}$) = 4,76
pH = ½ · (pKs – lg c) = ½ · (4,76 – lg 0,001) = 3,88
$\alpha = 10^{-3,88}/0{,}001 \approx 0{,}1318$ (13,18 %)

3. Berechne den Anteil des Histidins mit positiver Ladung im Imidazolrest bei pH 7 und bei pH 4 ? ($pk_1 = 2$; $pK_2 = 9$; $pK_R = 6$) ?

Lösung:
Mit der Henderson-Hasselbalch-Gleichung
pH = pKs + lg B/S
erhält man:
bei pH 7
7 = 6 + lg B/S

<=> B/S = 10
<=> B = 10 · S

$$\alpha = \frac{S}{S+B} = \frac{S}{S+10\,S} = \frac{1}{11} \approx 0{,}091\ (9{,}1\%)$$

bei pH 4:

4 = 6 + lg B/S
<=> B/S = 10^{-2}
<=> B = 10^{-2} · S

$$\alpha = \frac{S}{S+B} = \frac{S}{S+0{,}01\,S} = \frac{1}{1{,}01} \approx 0{,}9901\ (99{,}01\%)$$